Tsvetan Tsvetanov
Petya Pechalova

Impactação dentária

Tsvetan Tsvetanov
Petya Pechalova

Impactação dentária

ScienciaScripts

Imprint
Any brand names and product names mentioned in this book are subject to trademark, brand or patent protection and are trademarks or registered trademarks of their respective holders. The use of brand names, product names, common names, trade names, product descriptions etc. even without a particular marking in this work is in no way to be construed to mean that such names may be regarded as unrestricted in respect of trademark and brand protection legislation and could thus be used by anyone.

Cover image: www.ingimage.com

This book is a translation from the original published under ISBN 978-3-659-86366-0.

Publisher:
Sciencia Scripts
is a trademark of
Dodo Books Indian Ocean Ltd. and OmniScriptum S.R.L publishing group

120 High Road, East Finchley, London, N2 9ED, United Kingdom
Str. Armeneasca 28/1, office 1, Chisinau MD-2012, Republic of Moldova, Europe
Managing Directors: Ieva Konstantinova, Victoria Ursu
info@omniscriptum.com

Printed at: see last page
ISBN: 978-620-8-51009-1

Conteúdo

Agradecimentos

É com grande prazer que expresso a minha profunda gratidão ao meu orientador, Professor Angel Bakardjiev DMD, DDS, PhD, EACMFS do Departamento de Cirurgia Oral, por me ter dado a sua orientação e apoio durante estes anos. O seu encorajamento foi extremamente valioso para a conclusão desta tese. Os meus colegas do Departamento de Cirurgia Oral recebem os meus sinceros agradecimentos por criarem um ambiente de trabalho amigável e agradável e por serem a minha família substituta durante os anos em que lá trabalhei e pelo seu apoio moral contínuo. Um agradecimento especial é devido à Professora Associada Petya Pechalova DMD, DDS, PhD pela sua valiosa ajuda no trabalho. Por último, gostaria de expressar os meus agradecimentos à minha mulher e à minha filha pela sua paciência e apoio. O seu encorajamento tem sido valioso para o meu desenvolvimento como investigador.

Dedicado

À minha adorável esposa, pelo seu apoio e sacrifício constantes

Ao meu supervisor, cuja orientação, encorajamento, ajuda e apoio tornaram este projeto possível

Introdução

Os dentes impactados são bem conhecidos desde os tempos antigos. Os dentes do siso foram descritos nos textos antigos de Platão e Hipócrates. "Dentes da sabedoria" vem do latim, dentes sapientiæ, que por sua vez deriva do termo hipocrático, sophronisteres, do grego sophron, que significa prudente. [92]

Charles Darwin acreditava que os dentes do siso declinavam com a evolução, o que o seu contemporâneo, Paolo Mantegazza, provou mais tarde ser falso quando descobriu que Darwin não estava a abrir os maxilares de espécimes para encontrar o dente impactado preso no maxilar.[84]

No final do século XIX e início do século XX, a colisão da técnica estéril, da anestesia e da radiologia tornou possível a cirurgia de rotina dos dentes do siso. O texto de John Tomes, A System of Dental Surgery, de 1873, descreve técnicas para a remoção dos "terceiros molares, ou dentes sapientiæ", incluindo descrições de lesões do nervo alveolar inferior, fratura da mandíbula e dilatação da pupila após a colocação de ópio no alvéolo. [135] Outros textos desta época especulam sobre a sua deevolução, o facto de serem propensos a cáries e discutem se provocam ou não o apinhamento dos outros dentes. [47]

Qualquer dente pode ser impactado, seja na arcada maxilar ou mandibular. Os terceiros molares superiores e inferiores e os caninos superiores são os mais frequentemente impactados, seguidos dos pré-molares e dos dentes supranumerários. [125] A retenção dentária pode incluir dentes únicos ou múltiplos. Os dentes retidos estão situados na crista alveolar e erupcionam em posição ectópica - intranasalmente, no seio maxilar, próximo à fossa infratemporal, no ramo e no ângulo da mandíbula. A maior parte dos pacientes é assintomática. Os pacientes procuram ajuda de otoneurologistas e neurologistas - em muitos casos não recebem ajuda adequada. A retenção dentária está associada a alterações patológicas nos tecidos circundantes - quistos, tumores. A análise da literatura sobre a utilização de métodos radiológicos mostra que a tomografia computorizada é um exame paraclínico atual. A retenção dentária cria dificuldades para os clínicos, porque é uma doença polietiológica. Esta determina dificuldades de tratamento - conservador, cirúrgico conservador, cirúrgico, cirúrgico ortodôntico. Nas últimas duas décadas tem-se observado uma tendência para a remoção de dentes impactados com dispositivos cirúrgicos piezoeléctricos. As principais caraterísticas da piezocirurgia incluem o corte seletivo do osso sem danificar os tecidos moles adjacentes (por exemplo, vasos, nervos ou mucosa), proporcionando uma visibilidade clara no campo operatório e cortando com sensibilidade micrónica sem a geração de calor. As caraterísticas de corte da piezocirurgia dependem principalmente do grau de mineralização óssea, do desenho da inserção utilizada, da pressão aplicada na peça de mão e da velocidade de movimento durante a utilização. [149] Análises histológicas e histomorfométricas efectuadas por Vercellotti T, Nevins ML, Kim DM, et al. em animais experimentais estabelecem uma melhor cicatrização de feridas e formação óssea com a utilização de dispositivos de piezocirurgia em comparação com a utilização de brocas de diamante e de carboneto. [140] A gestão eficaz da dor após a extração cirúrgica de dentes do siso inferiores retidos e semi-retidos é um aspeto importante da prática dentária contemporânea. A literatura mundial relata a utilização de anti-inflamatórios não esteróides (NSAID) no controlo da dor, inchaço e trismo após a cirurgia dos terceiros molares.

Parte 1

1. Definição

Na literatura, existem várias definições de retenção, com atitudes contraditórias entre os diferentes investigadores.

A retenção do dente não atinge o plano oclusal no caso de uma raiz totalmente desenvolvida. Os dentes semi-retentivos perfuram a mucosa com parte da coroa, no caso de uma retenção total falta a ligação com a cavidade oral, os dentes impactados são completamente cobertos por uma camada de osso. [139] A retenção dentária é um obstáculo na trajetória de erupção e perturbações no desenvolvimento dos dentes, em associação com uma deficiência no sistema mandibular. [155] Impactação é a cessação da erupção de um dente causada por uma barreira fisiológica clinicamente ou radiograficamente detetável no trajeto de erupção, ou devido a uma posição anormal do dente. [21] A maioria dos autores divide a retenção em primária, secundária e de impacção. A retenção primária é definida como a cessação da erupção de um dente normalmente posicionado e normalmente desenvolvido antes da emergência gengival, sem uma barreira física reconhecível no trajeto de erupção, e quando o dente está atrasado mais de dois anos. [113] A retenção secundária refere-se à cessação da erupção de um dente após a emergência sem uma barreira física ou posição ectópica do dente. [112] A impactação dentária pode ser completa (quando o dente está confinado no alvéolo) e incompleta (quando uma parte da coroa dentária já erupcionou). Nestes casos, os dentes são determinados como dens retinens e dens semiretinens, respetivamente. [14] Defendemos esta atitude.

2. Epidemiologia. Incidência

De acordo com Saglam AA, Tuzum MS. que investigaram 110 pacientes com dentes totalmente impactados e determinaram que a incidência de dentes totalmente impactados era de 11,00%. [118] Hou R, Kong L, Ao J, et al. investigaram a incidência de 548 dentes permanentes impactados, exceto o terceiro molar, e determinaram que a incidência nos chineses era de 6,15%. [61] Fardi A, Kondylidou-Sidira A, Bachour Z, et al. realizaram um estudo retrospetivo de 1.239 radiografias panorâmicas tiradas a pacientes que se apresentaram no Departamento de Cirurgia Dentoalveolar, Implantologia e Radiologia da Faculdade de Medicina Dentária da Universidade Aristóteles de Salónica, Grécia, entre 1991 e 1999. Verificaram que um total de 170 (13,7%) pacientes apresentavam pelo menos um dente impactado. [46] De acordo com Dachi SE, Howell FV. a incidência de pacientes com pelo menos um dente impactado foi de 16,7%. [36] Aitasalo K, Lehtinen R, Oksala E. investigaram pacientes do Instituto de Medicina Dentária da Universidade de Turku e foram encontrados dentes impactados em 14,1% dos pacientes. [4] Ahlqwist M, Grondahl H-G. investigaram a prevalência e a frequência de dentes impactados e cerca de 8% da amostra total tinha um ou mais dentes impactados. Entre estes, foram encontradas condições patológicas em 16%. Um novo exame, 12 anos depois, revelou condições inalteradas em 85% dos casos. [3] Papadopoulos MA, Ioanidou I, Marathiotou, et al. investigaram a distribuição e a frequência de dentes impactados numa população grega com má oclusão e obtiveram os seguintes resultados: 12,6% da amostra apresentava dentes impactados, enquanto 67,4% apresentava pelo menos um dente impactado. [102] De acordo com Al-Faleh W., 141 (7,1%) pacientes apresentavam um ou vários dentes completamente impactados. Verificou-se que era mais comum em pacientes dentados 7,3% do que em edêntulos 5,3%. 119 (6%) pacientes tinham impactação de dentes permanentes. [7] Kruger E, Thomson W. M, Konthasinghe P. receberam os resultados seguintes: dos 2857 terceiros molares, 13,1% permaneceram não irrompidos. [75] De acordo com Kramer RM, Williams AC. 18,2 por cento demonstram uma ou mais impacções. [72] A retenção pode ser observada na dentição permanente e primária. De acordo com Kapur A, Goyal A, Jaffri S., a prevalência de dentes decíduos impactados é muito rara, tendo sido relatada como ocorrendo 1:10 000 vezes.[65] De acordo com Antoniades K, Tsodulos S, Karakasis D., a reimpactação total ou submersão de dentes decíduos é um fenómeno muito raro, tendo sido relatados poucos casos na literatura. [11] Esta condição afecta mais frequentemente o segundo molar decíduo mandibular e menos frequentemente o primeiro molar decíduo maxilar. Os autores relataram dois casos de molares decíduos superiores totalmente reimpactados. Fardi A, Kondylidou-Sidira A, Bachour Z, et al. relataram a retenção de dentes decíduos em 25,1%.[46] O nosso estudo determinou uma frequência de impactação de 13,7% ao investigar 1050 pessoas (Fig. 1).

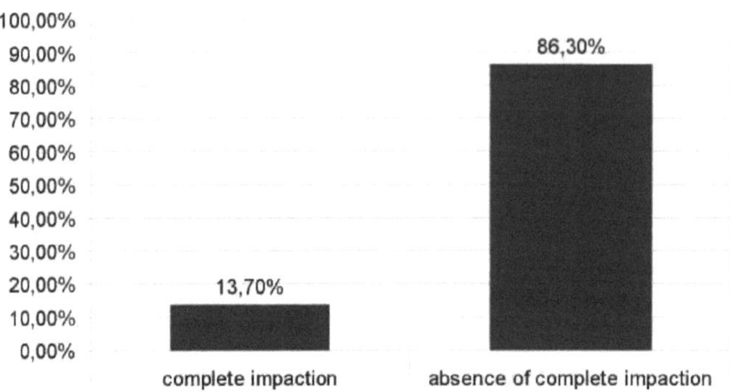

Fig. 1. Distribuição da frequência de dentes impactados por 1050 pessoas

3. Caraterísticas do género

Saglam AA, Tuzum MS. foi determinado que os terceiros molares superiores esquerdos no sexo feminino e os terceiros molares inferiores esquerdos no sexo masculino foram os dentes mais frequentemente impactados. [118] Dachi SE, Howell FV. relatam que não foram observadas diferenças de género na impactação de terceiros molares, mas as impactações de cúspides superiores foram mais frequentes

frequentemente em pacientes do sexo feminino do que em pacientes do sexo masculino. [36] Quek SL, Tay CK, Tay KH, et al. relatam uma frequência significativamente mais elevada de impactação do terceiro molar ($P<0,05$) no sexo feminino (56%) do que no sexo masculino (44%). [111] Hou R, Kong L, Ao J, et al. foi determinado que o dente impactado mostrou uma predileção por mulheres. [61] Gomaa N, Shawaf MA. relata uma impactação do terceiro molar mandibular predominante em pacientes do sexo masculino, enquanto a impactação dos terceiros molares superiores prevaleceu no sexo feminino. [50] Al- Faleh W. verificou que a impactação é mais comum em pacientes dentados 7,3% do que em desdentados 5,3%, tendo a maioria sido encontrada em pacientes dentados do sexo masculino. [7] De acordo com o estudo de Papadopoulos MA, Ioanidou I, Marathiotou, et al., os homens parecem ter dentes impactados numa percentagem relativamente mais elevada (16,9%) do que as mulheres

(9,8%), embora esta diferença não seja estatisticamente significativa.[102]

Os dados da nossa investigação mostraram que não há diferença estatisticamente significativa entre o género e a presença de uma impactação (P>0,05) (Fig. 2).

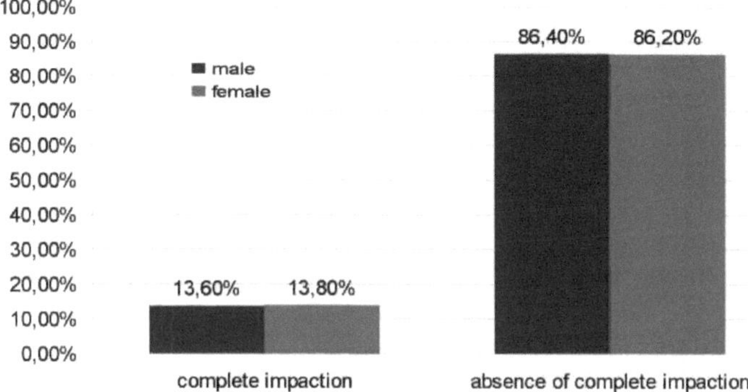

Fig. 2. Impactação total - distribuição de acordo com o género

4. Caraterísticas etárias

A impactação dentária pode ser encontrada em todas as idades. A incidência de patose é mais elevada no grupo etário dos 20-30 anos. Os 1050 doentes incluídos na nossa investigação tinham uma idade média de 25,67±0,30 anos, com um intervalo de 7 a 83 anos (Fig. 3). As datas são semelhantes às de outros autores, como Celicoglu M, Miloglu O, Kazanci F, cuja idade média dos doentes é de 22. 8 anos, Kabwe J. K. investigou 1062 doentes com uma idade média de 29,8 anos. [29, 64] A revisão da literatura mostra um nível mais elevado de idade média - 36,69 anos Gisakis IG, Palamidakis FD, Farmakis ETR, et al., 39,6 anos Chu FCS, Li TKL, Lui VKB, et al. [34, 49]

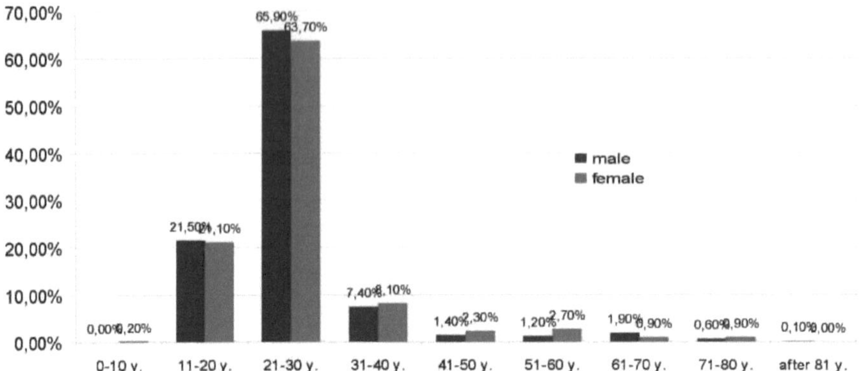

Fig. 3. Prevalência de dentes impactados de acordo com as diferentes faixas etárias

5. Distribuição dos dentes impactados

A nossa investigação sobre a distribuição de dentes totalmente impactados no maxilar superior determinou que 96 doentes tinham dentes impactados. Destes, 51% eram terceiros molares impactados, 36,5% caninos impactados e 5,2% incisivos centrais impactados. Níveis inferiores 2,1% com impactação total dos primeiros, segundos pré-molares e primeiros molares e um caso 1% com incisivo lateral impactado (Fig. 4).

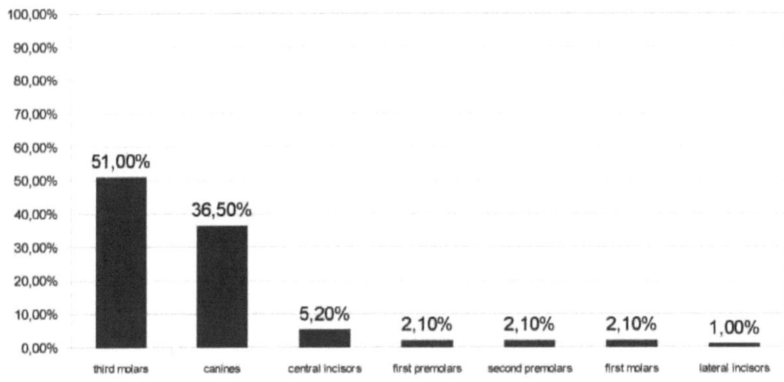

Fig. 4. Distribuição dos dentes totalmente impactados no maxilar superior por 96 pessoas

A nossa investigação sobre a distribuição de dentes parcialmente impactados no maxilar superior foi efectuada em 192 pacientes. 169 deles (88,02%) - terceiros molares parcialmente impactados, 16 (8,33%) com caninos parcialmente erupcionados, 4 (2,08%) segundos molares parcialmente impactados, 2 (1,04%) - incisivo central, 1 (0,52%) com primeiro pré-molar (Fig. 5).

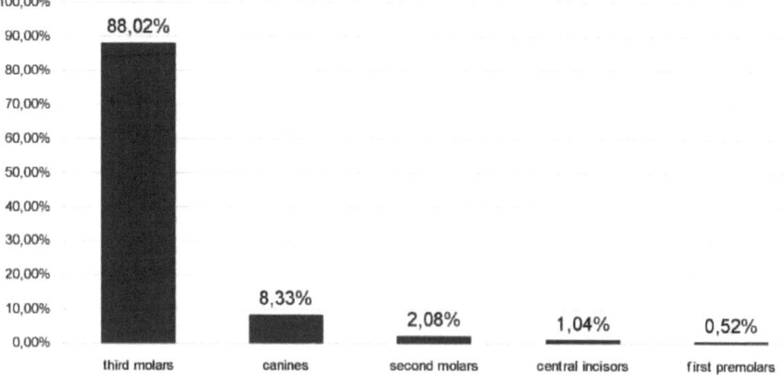

Fig. 5. Distribuição dos dentes parcialmente impactados no maxilar superior por 192 pessoas

A nossa investigação sobre a distribuição de dentes totalmente impactados no maxilar inferior determinou que 71 pacientes têm dentes totalmente impactados. 59 (83,1%) dos doentes - terceiros molares impactados, 5 (7,04%) - caninos impactados, 3 (4,23%) com primeiros pré-molares impactados, 3 (4,23%) - segundos pré-molares impactados, um caso (1,41%) de impactação de segundos molares (Fig. 6).

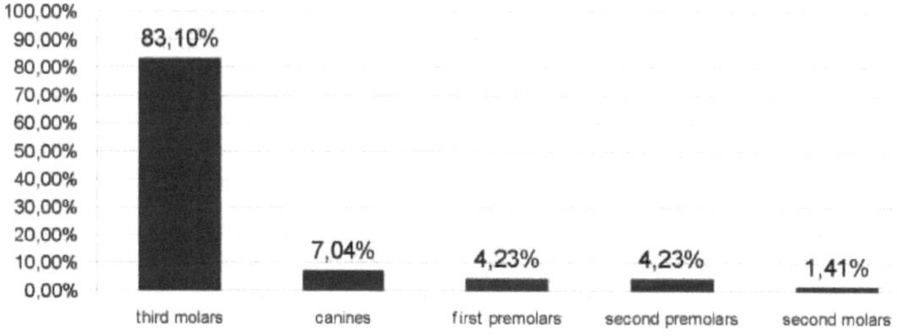

Fig. 6. Distribuição dos dentes totalmente impactados no maxilar inferior por 71 pessoas

A nossa investigação sobre a distribuição dos dentes parcialmente impactados no maxilar inferior determinou que 501 pacientes têm dentes parcialmente impactados, 481 (96,01%) - terceiros molares, 8 (1,6%) - segundos pré-molares, 5 (1%) - caninos parcialmente erupcionados, 3 (0,6%) - segundos molares, 2 (0,4%) - incisivos laterais, 2 (0,4%) - primeiros pré-molares (Fig. 7).

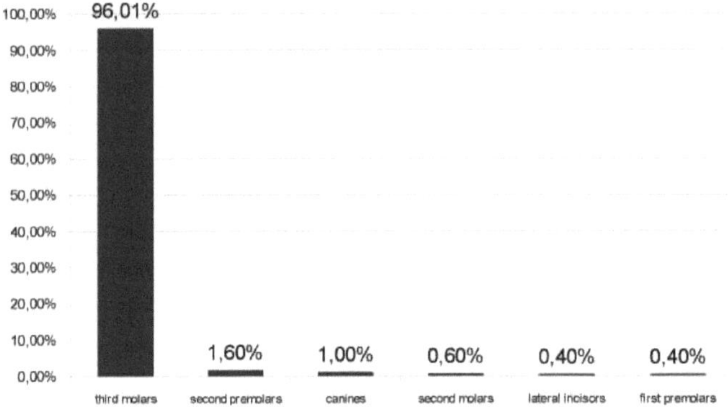

Fig. 7. Distribuição dos dentes parcialmente impactados no maxilar inferior por 501 pessoas

No presente estudo, para a impactação completa, determinámos que os terceiros molares inferiores são mais frequentemente impactados do que os seus homólogos maxilares e caninos superiores. Obtivemos assim uma correspondência de autores. [1, 6, 9, 2, 34] Na literatura, descobrimos datas que não foram confirmadas no nosso estudo. Outros autores apresentam resultados para a impactação mais comum dos terceiros molares inferiores e caninos superiores, seguidos dos terceiros molares superiores. [10, 7, 134]

Determinámos a percentagem de terceiros molares inferiores totalmente impactados - 83,1%. A frequência de impactação dos terceiros molares inferiores, de acordo com Thai P., é de 98%. [134] Observámos uma menor percentagem de terceiros molares inferiores totalmente impactados na literatura - 50% de acordo com Polihronov P, 47,44% Kramer RM, Williams AC, 56,8% Celicoglu M, Miloglu O, Kazanci F, 17,5% Dachi SE, Howell F V.[29, 36, 72, 107]

Determinámos a percentagem de terceiros molares superiores totalmente impactados - 51%. Os dados são semelhantes aos do estudo efectuado por Kramer RM, Williams AC - 62,57%, 43,2% - Celicoglu M, Miloglu O, Kazanci F., 36,2% - Kruger E, Thomson WM, Konthasinghe P.[29, 72, 75] A percentagem de diminuição foi demonstrada por Dachi SE, Howell FV - 21,9%.[36]

O nosso estudo revelou: cerca de 36,5% de frequência de impactação do canino superior, à semelhança de um estudo referido por Polihronov P. (40%). [107]

No nosso estudo, a prevalência de impactação do canino mandibular foi de 7,04%. Os dados são semelhantes ao estudo efectuado por Aga-zade AR, Gasimova ZV. 4 - 8.6%. [2] A revisão da literatura sobre a impacção do canino mandibular demonstra que esta é uma anomalia dentária muito rara, com uma incidência baixa de 1,29%. [151]

A impacção do incisivo central superior permanente não é um caso frequentemente relatado na prática dentária - 0,2%; 0,06-0,2%. [49, 53] O nosso estudo encontrou uma frequência de incisivos centrais superiores impactados de 5,2%.

Pré-molares impactados são menos comumente encontrados na literatura, especialmente os pré-molares inferiores - 0,1%; 0,2-0,3%. [10] Nosso estudo revelou prevalência de pré-molares inferiores impactados - 4,2%.

Estimámos uma taxa de incidência de impactação nos pré-molares e molares superiores de 2,1%. Os dados são semelhantes ao estudo realizado por Gisakis IG, Palamidakis FD, Farmakis ETR, et al. - segundos pré-molares superiores (0,2%), primeiros molares superiores (0,7%).[49]

O nosso estudo revelou uma prevalência de segundos molares mandibulares (MM2) e incisivos laterais superiores impactados de 1,41% e 1%, respetivamente. A revisão da literatura sobre o segundo molar mandibular impactado (MM2) demonstra uma baixa incidência - 0,030,04%; 0,4-0,7%. [49, 124] A prevalência de incisivos laterais superiores impactados é de 4,00 %, de acordo com o China Papers.[33]

6. Distribuição dos dentes totalmente (parcialmente) impactados no maxilar superior e inferior de acordo com o tipo e os grupos etários

Apresentamos a distribuição dos dentes totalmente (parcialmente) impactados no maxilar superior e inferior de acordo com o tipo e os grupos etários.

No maxilar superior, os terceiros molares totalmente impactados são mais frequentes na terceira década (69,4%), seguidos dos caninos superiores - na segunda década

(32,4%), 9 casos com caninos superiores impactados são observados na terceira década (26,5%). A menor percentagem de pacientes com caninos superiores impactados - 5 (14,7%) são descobertos na quarta e quinta décadas, (3 casos, 8,8%) na oitava década e 1 caso (2,9%) na sexta década.

Raramente descobrimos incisivos centrais superiores totalmente impactados, primeiros e segundos pré-molares, primeiros molares, incisivos laterais.

Na segunda década, 3 pacientes (60%) diagnosticaram incisivos centrais superiores impactados, (1 caso, 20%) na primeira década e 1 caso (20%) na terceira década com incisivos centrais superiores impactados. Nos 2 pacientes, 1 da segunda (50%) e 1 da terceira (50%) década, são descobertos primeiros pré-molares superiores impactados.

Na segunda década, 2 pacientes (100%) foram diagnosticados com segundos pré-molares superiores impactados. O material de investigação clínica mostrou 1 caso da segunda (50%) e 1 caso na quinta (50%) década com primeiros molares superiores impactados, 1 caso de incisivos laterais superiores impactados na terceira (100%) década.

A distribuição dos dentes totalmente impactados no maxilar superior de acordo com o tipo e os grupos etários é mostrada na figura 8.

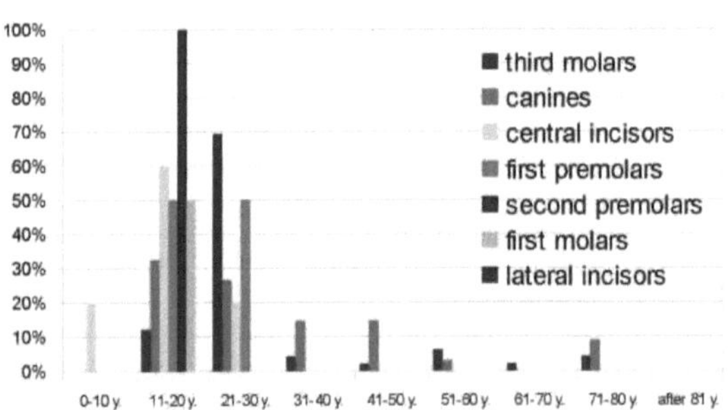

Fig. 8. Distribuição dos dentes totalmente impactados no maxilar superior de acordo com o tipo e a faixa etária

Não descobrimos dentes parcialmente erupcionados na primeira década. A investigação para os terceiros molares superiores parcialmente erupcionados mostra que são os mais frequentes na terceira (72,2%) década pelos 122 pacientes, por diferença da segunda (11,8%) pelos 20 pacientes e quarta (8,9%) década pelos 15 pacientes. Os dados da presente investigação mostram 8 pacientes na terceira década com caninos parcialmente erupcionados, 3 na segunda década e 2 na quarta década. Os resultados da investigação mostram semi impactação do segundo molar superior nos 3 pacientes durante a terceira década, 1 paciente na segunda década.

Na segunda década foi determinado um incisivo central superior parcialmente impactado nos 2 pacientes e um primeiro pré-molar superior parcialmente erupcionado.

A distribuição dos dentes parcialmente irrompidos no maxilar superior de acordo com o tipo e os grupos etários é mostrada na figura 9.

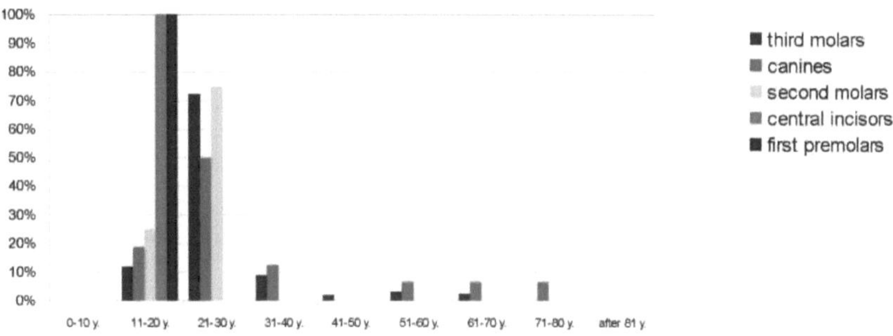

Fig. 9. Distribuição dos dentes parcialmente impactados no maxilar superior de acordo com o tipo e a faixa etária

Os terceiros molares inferiores totalmente impactados foram diagnosticados na terceira década pelos 40 pacientes (67,8%) e na segunda década (18,6%). Na quarta, quinta, sexta, sétima e oitava décadas, a percentagem é mais baixa: 5,1%, 3,4%, para a sexta, sétima e oitava - 1,7%.

As datas da investigação mostram a presença de impactação do canino inferior em 1 paciente da terceira década (20%), 1 paciente da quinta década (20%) e 1 paciente da oitava década (20%). Os caninos inferiores impactados são visíveis nos 2 pacientes da sétima década (40%).

Os primeiros pré-molares inferiores impactados foram diagnosticados pelos pacientes na quarta (33,3%), sétima (33,3%) e oitava décadas (33,3%). A impacção dos segundos pré-molares inferiores foi determinada na segunda (33,3%), quarta (33,3%) e sétima década (33,3%). Na terceira década, descobrimos a presença de um segundo molar inferior impactado em um paciente.

A distribuição dos dentes totalmente impactados no maxilar inferior de acordo com o tipo e os grupos etários é mostrada na figura 10.

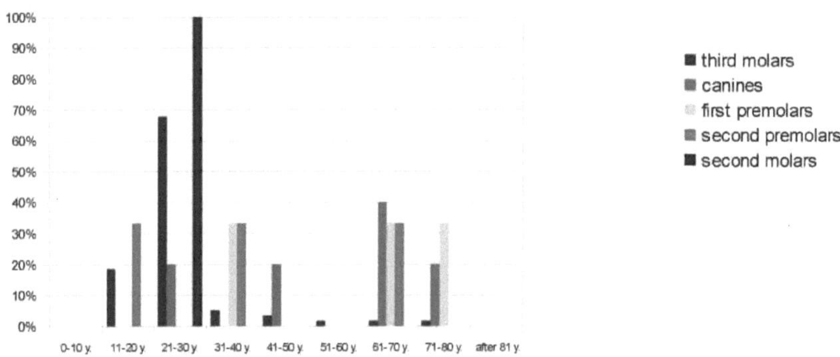

Fig. 10. Distribuição dos dentes totalmente impactados no maxilar inferior de acordo com o tipo e a faixa etária

Os terceiros molares inferiores parcialmente impactados apresentam a maior percentagem (69,2%) nos pacientes da terceira década - 333 pacientes, seguidos pelos pacientes da segunda (13,1%) e quarta década (11,9%). Os níveis mais baixos de terceiros molares inferiores parcialmente impactados encontram-se nos pacientes da quinta (2,3%) - 11, sexta (1,9%) - 9, sétima (1,5%) - 7 e oitava década (0,2%) - 1 paciente.

Os segundos pré-molares inferiores parcialmente irrompidos ocupam o segundo lugar em relação à frequência de semi impactação no maxilar inferior, seguidos pelos terceiros molares inferiores - segunda (37,5%) e terceira décadas (37,5%), quarta (12,5%) e sexta décadas (12,5%).

Os caninos inferiores parcialmente impactados são diagnosticados durante a segunda década (40%) pelos 2 pacientes, 2 pacientes da sexta década (40%) e 1 da sétima década (20%).

A distribuição dos segundos molares inferiores parcialmente irrompidos de acordo com os grupos etários é a seguinte: 2 pacientes da terceira (66,7%) e 1 paciente na sétima década (33,3%).

No maxilar inferior foram determinados incisivos laterais parcialmente erupcionados por 1 paciente na segunda década (50%), 1 paciente da sexta década (50%).

A erupção parcial dos primeiros pré-molares foi diagnosticada por 1 paciente durante a sexta (50%) e 1 paciente na sétima década (50%).

A distribuição dos dentes parcialmente impactados no maxilar inferior de acordo com o tipo e a faixa etária é mostrada na figura 11.

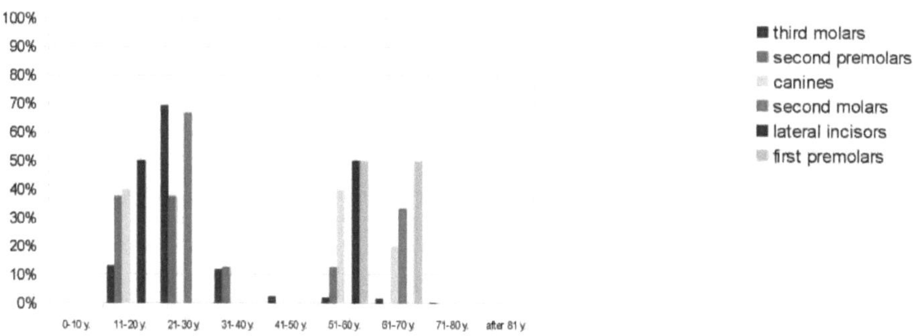

Fig. 11. Distribuição dos dentes parcialmente impactados no maxilar inferior de acordo com o tipo e a faixa etária

Parte 2

7. **Razões para a retenção de dentes**

Determinámos que a falta de espaço na arcada dentária é a razão mais comum para a impactação dentária. A investigação inclui a posição dos terceiros molares inferiores de 255 pessoas em relação aos segundos molares inferiores e ao bordo anterior do ramo mandibular de acordo com a classificação de Archer-Kruger. Os terceiros molares inferiores com posição B2 são os mais comuns (104, 40,78%), seguidos da posição A2 (89, 34,9%) e da posição C3 (23 casos, 9,02%). Com percentagens decrescentes estão as posições A1 e B3, (13 casos, 5,1%), (12 casos, 4,7%) respetivamente. A menor parte das pessoas está com a posição C2, B1 (2,35%), A3 (0,78%) (Fig. 8). Em conformidade com a literatura está o estudo de Hassan AH. que mostrou que a impactação de nível B é a mais comum tanto na maxila (48,2%) como na mandíbula (67,7%). [58] De acordo com Mehdizadeh M, Haghanifar S, Seyedmajidi M, et al. por ordem de profundidade da impacção dentária em comparação com a superfície oclusal adjacente do segundo molar no maxilar inferior, os casos mais comuns estão na posição B. [88] Yildirim G, Ataogiu H, Bulut T, et al. avaliaram 1654 terceiros molares impactados extraídos em 907 pacientes entre 2002 e 2005 e determinaram o nível mais comum de impacções - Nível B e Nível A.[152] De acordo com El-Khateeb S.M., Arnout E.A., Hifnawy T. entre 143 terceiros molares inferiores impactados 44,8% tinham posição A, 44,8% tinham posição B, e 15% tinham posição C.[44] Di Dio M, Gori G, Pierazzi G, et al. avaliaram 663 terceiros molares inferiores e estabeleceram a classe B de Pell e Gregory em 512 terceiros molares inferiores (77,2%) e a classe A em 151 (22,8%). [40] Othman R.@Jaffar, Tin-Oo MM., mostraram a classe IIA como a posição mais comum de impactação (45,7%) e a IIC foi a menos comum (1,5%). [99] De acordo com Yilmaz S. et al., a impactação de nível C foi a mais comum na mandíbula (635/1.096; 61%). [153]

Classe A: A superfície oclusal do dente impactado está ao mesmo nível, ou um pouco abaixo, do segundo molar.

Classe B: A superfície oclusal do dente impactado encontra-se a meio da coroa do segundo molar ou ao mesmo nível da linha cervical.

Classe C: A superfície oclusal do dente impactado está abaixo da linha cervical do segundo molar. [156]

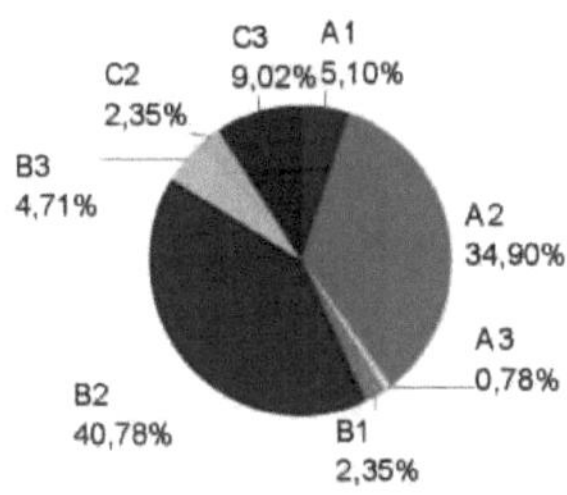

Fig. 8. Posição dos terceiros molares inferiores de 255 pessoas em relação aos segundos molares inferiores e ao bordo anterior do ramo mandibular, de acordo com a classificação de Archer-Kruger

Outro tipo de investigação inclui a posição dos terceiros molares superiores de 132 pessoas em relação aos segundos molares superiores, de acordo com a classificação de Archer. Os terceiros molares superiores com posição C foram os mais comuns (65, 49,24%), seguidos da posição B (49, 37,12%) e da posição A (18 casos, 13,64%) (Fig. 9). Em conformidade com a literatura está o estudo de Yamagata K, Onizawa K, Yanagawa T, et al. que mostrou: dos 40 terceiros molares superiores, 18 estavam na posição B e 22 na posição C.[147] De acordo com El-Khateeb SM, Arnout EA, Hifnawy T. entre 66 terceiros molares superiores impactados, 63.6% tinham classe C, seguidos da classe A e depois da classe B.[44] De acordo com Mehdizadeh M, Haghanifar S, Seyedmajidi M, et al. por ordem de profundidade da impacção dentária em comparação com a superfície oclusal adjacente do segundo molar no maxilar superior, os casos mais comuns estavam na posição C. [88] CCiiappaiO-Aveiidaiio AV, Pérez-Garcìa S, Valmaseda-Castellon E, et al. estimaram 120 terceiros molares superiores e revelaram: em relação à profundidade do terceiro molar superior em relação ao plano oclusal do segundo molar, 75% estavam localizados acima da junção cemento-esmalte do segundo molar superior (profundidade C). [32] A erupção do nível B apresentou maior frequência nos dentes da maxila 95 (25,53%). [25] Na literatura, encontramos diferentes datas. De acordo com Yilmaz S. et al. a impacção de nível B é a mais comum na maxila

(425/1.037; 39%). [153]

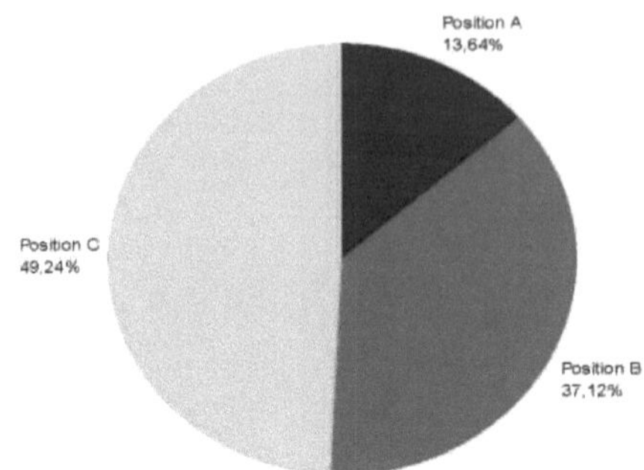

Fig. 9. Posição dos terceiros molares superiores de 132 pessoas em relação aos segundos molares superiores

O nosso estudo revelou que os germes dentários mal posicionados (63,57%) são a causa da impactação dentária, investigando 140 pessoas. A alteração da posição do germe dentário como causa da impactação é determinada por outros autores. 1[41, 7, 120]

Determinámos a persistência de dentes decíduos (20,71%) na arcada dentária como um fator de risco para o desenvolvimento de impactação dentária. Segundo Arnautska H., a reabsorção fisiológica do canino decíduo é essencial para a erupção dos caninos permanentes. A persistência do canino decíduo leva a uma maior inclinação medial do germe do canino permanente e a um desvio no trajeto normal de erupção do canino permanente inferior. Estabelecer a correlação entre a persistência dos caninos decíduos inferiores e a retenção dos caninos permanentes. A inclinação do eixo do germe do canino permanente inferior de mais de 25 graus em relação à linha mediana e ao canino decíduo, bem como o atraso na reabsorção de um em relação ao canino decíduo oposto, são indícios da alteração do trajeto de erupção, mesmo em crianças com dentição mista precoce. A extração precoce do canino decíduo leva à melhoria e ao melhor posicionamento dos caninos permanentes. A extração do canino decíduo persistente na dentição permanente com uma raiz formada de um dente impactado dificulta a alteração do trajeto do dente canino. O diagnóstico atempado da probabilidade de impactação dos caninos permanentes e a extração dos temporários no início da dentição mista, reservando o espaço para o canino permanente, é visto como uma medida preventiva para alterar as trajectórias de erupção. [13] A causa mais comum de um dente decíduo persistente é uma trajetória de erupção incorrecta do dente permanente. [5]

Em nosso estudo, a prevalência de cisto dentígero associado à coroa dos dentes impactados foi de 7,86% (11 casos), investigando 140 pessoas. Os quistos dentígeros/quistos de desenvolvimento de origem odontogénica benigna são aqueles que rodeiam a coroa de dentes impactados, inclusos, não irrompidos ou em desenvolvimento. O cisto dentígero é o segundo cisto mais comum da cavidade oral, depois do cisto radicular. São geralmente solitários e estão maioritariamente associados aos terceiros molares inferiores. [91] Quando observado com dentição permanente completa e erupcionada, o diagnóstico é de 95% de cistos dentígeros, e apenas 5% estão associados a dentes supranumerários. [19] Os cistos dentígeros envolvendo segundos pré-molares impactados são raramente relatados na literatura. Mishra R, Tripathi AM, Rathore M. apresentaram um caso raro de cisto dentígero em uma paciente de 12 anos de idade associado a um segundo pré-molar inferior impactado. [91] Khambete N. et al. descreveram dois casos de um quisto dentígero associado a um mesiodens impactado. Ambos os pacientes queixavam-se de inchaço na região anterior do maxilar. O exame radiográfico revelou um mesiodens impactado rodeado por uma grande radiolucência corticada em ambos os casos. O exame histopatológico confirmou o diagnóstico de cisto dentígero infetado associado a um mesiodens impactado em ambos os casos. [68] Saravana G.H.L., Subhashraj K., estudaram 100 pacientes que tinham um terceiro molar inferior impactado radiograficamente normal e assintomático (<2,4 mm de radiolucidez). A incidência de alterações císticas no folículo dentário foi de 46%. [121] O cisto dentígero causa impactação foi confirmado em outras investigações. [41]

Determinámos os dentes supranumerários (8 casos, 5,71%) como causa da impactação de dentes adjacentes e dentes supranumerários impactados. As datas são semelhantes a estudos realizados por diferentes autores[48, 71, 133] Os dentes supranumerários são considerados uma das anomalias dentárias mais significativas que afectam a dentição decídua e a dentição mista precoce e podem causar uma variedade de perturbações patológicas na dentição permanente em desenvolvimento. O diagnóstico precoce e o tratamento imediato são necessários para a prevenção de efeitos deletérios nas estruturas dentoalveolares. [54] Eles podem estar localizados em ambos os maxilares, unilateral ou bilateralmente. Os dentes supranumerários são classificados com base na sua morfologia e localização na arcada dentária. O dente supranumerário que ocorre distalmente ao terceiro molar é chamado de distomolar. Geralmente os dentes supranumerários múltiplos estão associados a síndromes geneticamente determinadas, mas casos de supranumerários múltiplos sem síndrome podem ser observados, embora sejam muito raros. [27]A prevalência desta condição varia entre 0,10% e 6% na dentição permanente e 0,02-1,9% na dentição decídua e os homens são afectados aproximadamente duas vezes mais do que as mulheres. Maity S. et al. apresentam um caso de um doente de 27 anos de idade, do sexo masculino, que apresentava mobilidade dos dentes anteriores superiores com duas semanas de duração. A história médica e familiar do paciente e o exame físico geral não contribuíram. A radiografia panorâmica revelou múltiplos dentes supranumerários impactados. Com base no exame clínico e na investigação radiográfica, foi feito o diagnóstico de hiperdontia idiopática 83.[83]

No nosso estudo, a frequência relativa de odontomas foi de 2,14%. (Fig. 10). Há poucos relatos de odontomas associados a dentes impactados na literatura. Os odontomas representam o tipo mais comum de tumores odontogénicos benignos dos maxilares em pacientes com menos de 20 anos de idade. Podem estar associados a dentes decíduos e permanentes. [60] Esses tumores são compostos por esmalte, dentina, cemento e tecido pulpar. De acordo com a classificação da Organização Mundial de Saúde, são reconhecidos dois tipos distintos de odontomas: o odontoma complexo e o odontoma composto. Nos odontomas complexos, todos os tecidos dentários estão formados, mas aparecem sem uma estrutura organizada. Nos odontomas compostos, todos os tecidos dentários estão dispostos em numerosas estruturas semelhantes a dentes, conhecidas como dentículos. Os odontomas compostos estão frequentemente associados a dentes permanentes adjacentes impactados e a sua remoção cirúrgica representa a melhor opção terapêutica. Apresenta-se o caso de um paciente do sexo masculino, de 20 anos de idade, com um odontoma composto associado a um canino maxilar impactado. É adoptada uma técnica cirúrgica minimamente invasiva para remover a menor quantidade possível de tecido ósseo. Pacifici A. et al.; Da Silva LF, David L, Ribeiro D, et al.estimaram 48 odontomas e determinaram que vinte e oito (58,3%) estavam associados a 33 dentes impactados, incluindo 31 dentes permanentes, 1 dente decíduo e 1 dente supranumerário. [37, 101] Krichen G. et al. descrevem um caso clínico de odontoma complexo assintomático na face posterior da maxila, associado a dentes impactados e supranumerários, num rapaz de 16 anos, sem síndrome associada. O protocolo de tratamento envolveu um tratamento cirúrgico conservador seguido da remoção dos dentes supranumerários. O tratamento ortodôntico será eventualmente discutido. [73] Troeltzsch M. et al. descrevem o caso de uma paciente de 13 anos de idade, do sexo feminino, com impacção de um molar inferior associada a odontoma. O planeamento pré-operatório envolveu métodos simples e convenientes, como o exame clínico e a radiografia panorâmica, que levaram a um diagnóstico de

odontoma complexo e justificou a remoção cirúrgica. O diagnóstico clínico foi confirmado histologicamente. A consulta multidisciplinar pode permitir ao médico encontrar o diagnóstico exato e a terapia adequada com base no aspeto clínico e radiográfico. Os métodos radiológicos modernos, como a tomografia computorizada de feixe cónico ou a tomografia computorizada, devem ser aplicados apenas em casos especiais, para diminuir a radiação. [136]

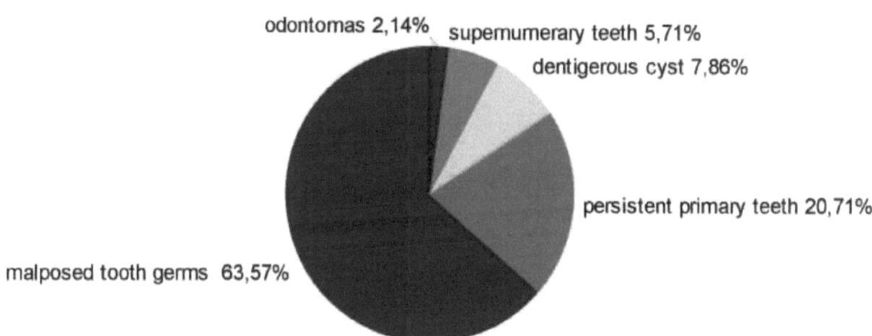

Fig. 10. Outras razões para a impactação

8. Sintomas clínicos associados a dentes parcialmente erupcionados

No nosso estudo, a incidência de pericoronite (inflamação dos tecidos moles que rodeiam a coroa de um dente parcialmente erupcionado) foi de 9,9%, 104 casos. A pericoronite é causada por:

1- a flora oral normal associada à diminuição transitória do mecanismo de defesa do hospedeiro. 2- pode surgir secundariamente a um pequeno traumatismo do terceiro molar superior.

3- acumulação de resíduos alimentares sob o opérculo.

O tecido mole que cobre a superfície oclusal do terceiro molar inferior parcialmente erupcionado, conhecido como opérculo. [144]

A taxa de paracoronite (inchaço dos tecidos moles) foi de 0,30%, 3 casos. (Fig. 11). Os dados sobre a prevalência da pericoronite são limitados. Na literatura, foram observadas as seguintes taxas de pericoronite 2,3%; 10%; 23,6%; 26,3%; 27%; 33%; 46,8% . [1, 20, 22, 50, 82, 141, 153] De acordo com Yilmaz S. et al. entre 705 pacientes (335 homens, 370 mulheres), a pericoronite foi mais prevalente nos homens (101; 30%) e geralmente relacionada com os terceiros molares inferiores (236; 22%). A ocorrência de patologia resultante da impactação é considerada de origem multifatorial, embora vários autores, nas últimas décadas, tenham relacionado o tipo de complicação a uma série de parâmetros anatómicos associados ao terceiro molar impactado. [153] Assim, Kay LW. relatou uma íntima relação entre a posição mesioangular e o aparecimento de pericoronite, enquanto Wallace JR. atribuiu quase 90% desses casos a terceiros molares na posição vertical. [66, 144] Mais recentemente, Leone SA, Edenfield MJ, Cohen ME. argumentaram que os terceiros molares na posição vertical, ou ligeiramente distoangulares com cobertura parcial da mucosa e do osso, são as apresentações mais susceptíveis de causar pericoronite. [79] De acordo com Yilmaz S. et al. a dor e a pericoronite foram os sintomas mais comuns normalmente associados à impacção de nível A. Os pacientes do sexo masculino com um terceiro molar inferior impactado tinham uma tendência para desenvolver pericoronite. Os terceiros molares inferiores ao mesmo nível ou próximo do plano oclusal da arcada e com inclinação vertical foram considerados de maior risco para o desenvolvimento de pericoronite. [153] De acordo com Indira AP. et al. entre a amostra de 50 pacientes com pericoronite, 43 (86%) casos de terceiros molares inferiores estavam parcialmente erupcionados e sete (14%) casos estavam impactados. Houve um aumento na prevalência da posição IA (42%), seguida da IIB (34%) e IIA (20%). A impactação vertical e distoangular foi ligeiramente mais prevalente quando comparada aos outros tipos. [63] No nosso estudo foi encontrada uma relação íntima entre a posição mesioangular, distoangular e vertical e o aparecimento de pericoronite e não foi encontrada no terceiro molar posicionado horizontalmente.

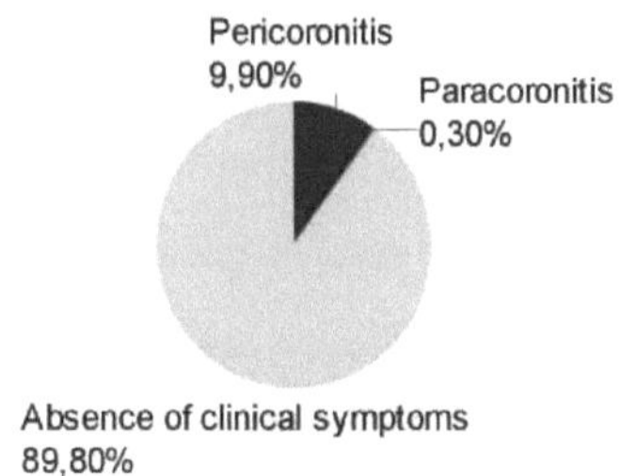

Fig. 11. Sintomas clínicos associados a dentes parcialmente erupcionados

9. **Posição dos dentes totalmente (parcialmente) impactados**

Este estudo foi realizado de abril de 2009 a março de 2012. Foram analisadas as radiografias panorâmicas de 369 pacientes atendidos no Departamento de Cirurgia Oral da Faculdade de Medicina Dentária da Universidade de Medicina de Plovdiv, Bulgária. Todas as imagens foram avaliadas para determinar o padrão de dentes totalmente (parcialmente) impactados e a patologia associada.

Entre 369 pessoas examinadas, 36,04% dos terceiros molares inferiores totalmente (parcialmente) impactados eram mesioangulares, seguidos pela posição vertical (25,47%), horizontal (18,97%), distoangular (9,21%), vestibular (5,42%) e lingual (3,79%). A parte mais baixa dos terceiros molares inferiores está localizada no ramo da mandíbula (1,08%). (Fig. 12, 13, 14, 15, 16, 17).

A posição mesioangular dos terceiros molares inferiores foi a mais frequente segundo os diferentes autores - 33,4%; 43,4%; 48%; 48,20%; 50%; 52,3%. [29, 58, 69, 82, 97, 99]

De acordo com Ma'aita JK. os resultados mostraram que 43,4% dos terceiros molares inferiores estavam em posição mesioangular, 30,3% em posição vertical, 16% em posição distoangular e 10,3% na horizontal. [82] De acordo com Mehdizadeh M, Haghanifar S, Seyedmajidi M, et al. 41,89% dos terceiros molares inferiores estavam em posição mesioangular, 29,2% em posição vertical, 18,29% em posição distoangular, 10,33% horizontalmente e 0,29% inversamente. [88] Segundo Byahatti S, Ingafou MSH. os terceiros molares inferiores apresentaram maior frequência de inclinação mesial (41,68%), seguida da vertical (38,25%), com inclinação distal de (13,45%), e seguida da horizontal (6,29%). [26] Entre 260 pacientes, a impactação mesioangular foi a mais comum (n=124, 48%), seguida da impactação vertical (n=90, 34%) e da impactação horizontal (n=26, 10%)[69] ; outros autores mostram frequência de 30,23%. [97] Na literatura descobrimos datas, que não se confirmam no nosso estudo. Outras investigações ilustram o tipo de impacção. A impactação mesioangular foi a mais frequente (52,3%), seguida da impactação horizontal (26,4%), vertical (12,2%) e distoangular (9,1%). [99] De acordo com Yamalik K, Bozkaya S., a impactação vertical foi a angulação mais frequente (51%), seguida da impactação mesioangular (25%), da impactação distoangular (21%) e da impactação horizontal (3%). [148] De acordo com Kazemian M, et al. a posição vertical representou 36% de todas as posições dos terceiros molares impactados, seguida pelas posições mesioangular (30%), distoangular (22%), horizontal (11%) e bucolingual (1,5%). [67]

Poucos casos de terceiros molares invertidos e impactados foram relatados na literatura. A localização mais comum desse tipo de terceiro molar na mandíbula é no ramo ascendente. Os casos foram tratados de forma conservadora, sem cirurgia. [117]

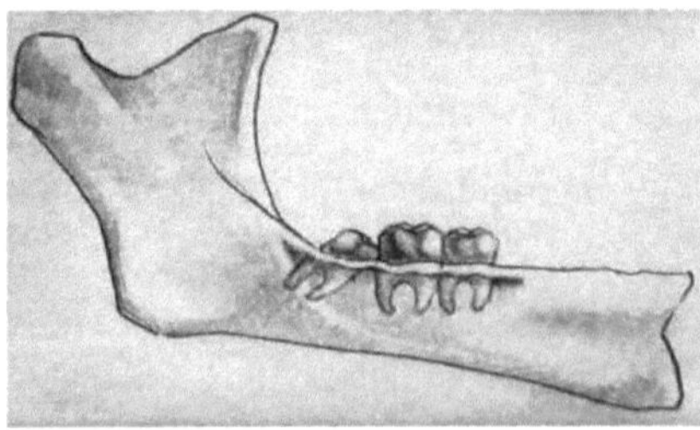

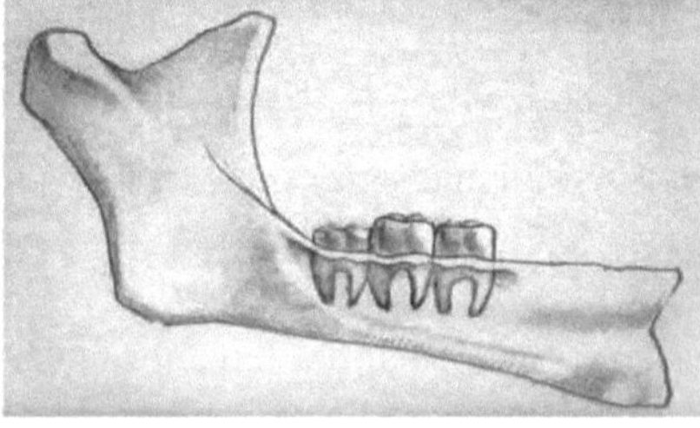

Fig. 12. Impactação mesioangularFig . 13. Impactação vertical

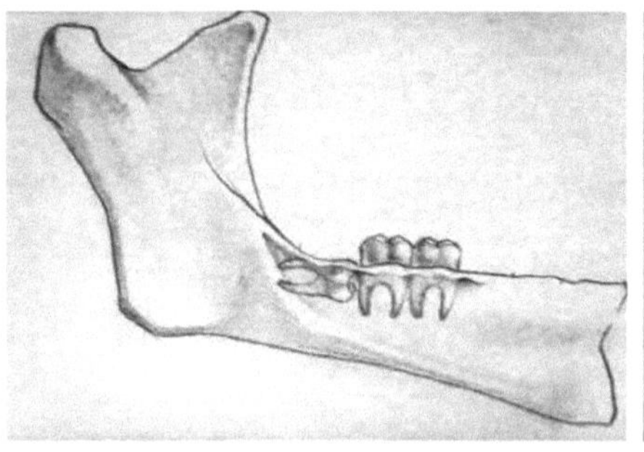

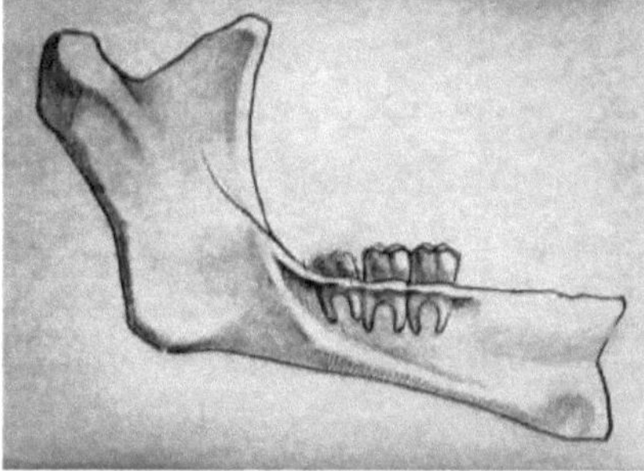

Fig. 14. Impactação horizontal Fig. 15. Impactação distoangular

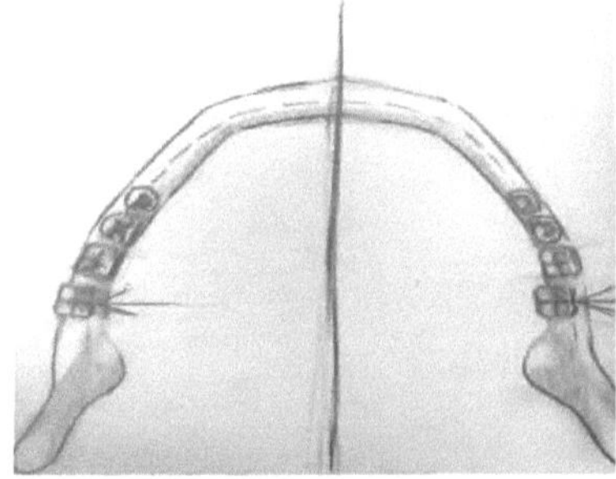

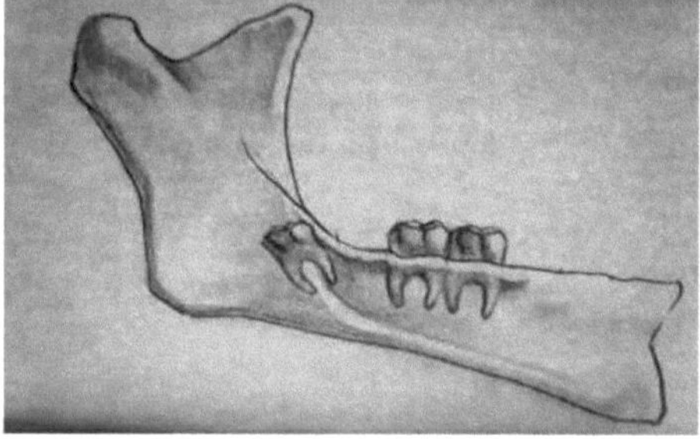

Fig. 16. Posição vestibular e lingual Fig. 17. Localização do ramo mandibular

Entre 215 pessoas examinadas, 51,16% dos terceiros molares superiores totalmente (parcialmente) impactados estavam na posição vertical, seguida pela posição mesioangular (20%), vestibular (12,56%), distoangular (6,51%), horizontal e palatina (4,65%). A parte mais baixa dos terceiros molares superiores está localizada com a coroa voltada para o assoalho do seio maxilar (molares invertidos) - 0,47%. (Fig. 18, 19, 20, 21, 22, 23).

De acordo com Hassan AH. a angulação mais comum na maxila, foi a vertical (49,6%).[58] De acordo com Mehdizadeh M, Haghanifar S, Seyedmajidi M, et al. 59,33% dos terceiros molares superiores estavam em posição vertical, 21,05% em posição distoangular, 18,18% em posição mesioangular, 1,44% horizontalmente e 0 % inversamente. [88] De acordo com Byahatti S, Ingafou MSH. a angulação do maxilar superior mostrou uma maior frequência de angulações verticais (72,17%), seguida pela distoangular (22,04%), com a mesioangulação em terceiro lugar em frequência

(5,77%). Na literatura, encontramos dados que não foram confirmados em nosso estudo. [26] Outra investigação mostrou que a impactação mesioangular foi a mais frequente (17,9%), seguida da vertical (15,7%), da distoangular (5,3%) e da horizontal (0,5%).[82]

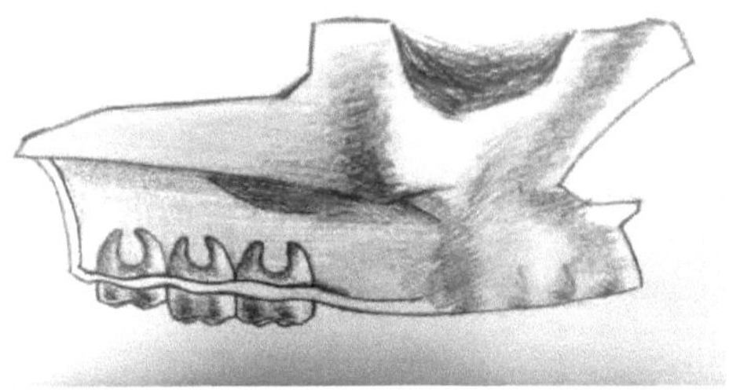

Fig. 18. Impactação vertical da maxila

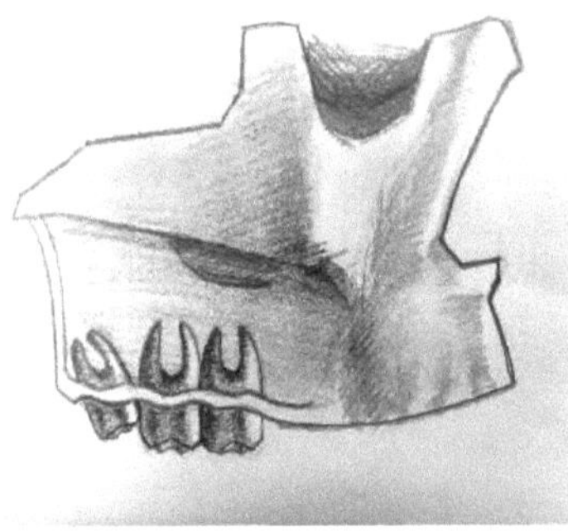

Fig. 19. Impactação mesioangular

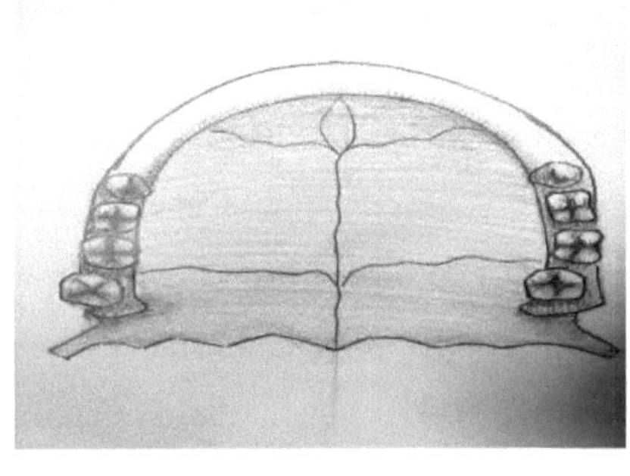

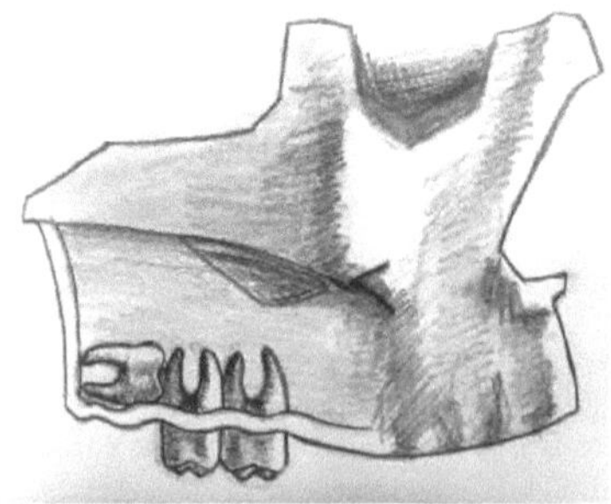

Fig. 20. Posição vestibular e palatina Fig. 21. Impactação horizontal

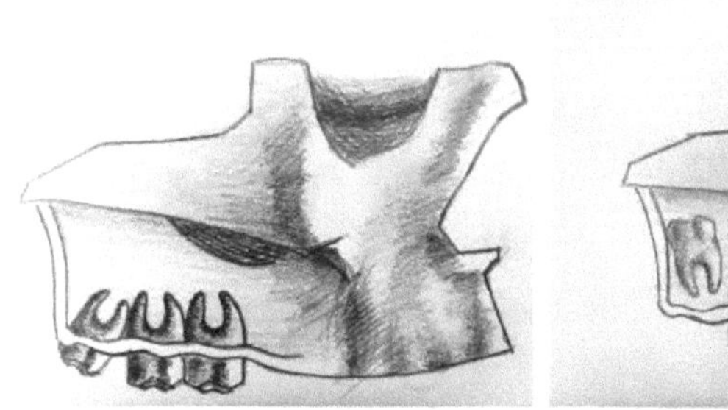
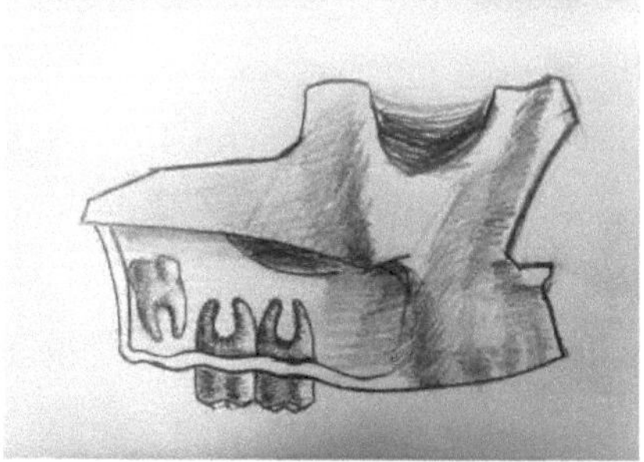

Fig. 22. Impactação distoangular Fig. 23. Terceiro molar invertido

Os terceiros molares inferiores impactados de 117 pacientes foram examinados e foram determinadas as lesões radiograficamente detectáveis associadas a eles. As lesões radiográficas observadas estão resumidas na Fig. 24. A cárie (uma lesão cariosa radiograficamente clara no terceiro molar inferior impactado ou no segundo molar inferior adjacente) foi a lesão mais comumente observada, representando 40,17% dos pacientes, 47 casos. Um número significativo de terceiros molares inferiores impactados estudados apresentou uma área radiolúcida pericoronária (36 casos, 30,77%) e defeitos periodontais (27 casos, 23,08%). Apenas uma minoria dos dentes apresentou reabsorção da(s) raiz(es) do(s) segundo(s) molar(es) inferior(es) adjacente(s) (7 casos, 5,98%). Os nossos dados relativos à frequência de cáries - 40,17% - são semelhantes aos do estudo de Allen RT, Witherow H, Collyer J, et al. Foi encontrada uma associação entre terceiros molares inferiores mesioangulares e cáries distais no segundo molar adjacente em 42% dos casos. [6] De acordo com Kazemian M., et al. a caraterística patológica mais comum relacionada com dentes impactados foi a cárie dentária adjacente (64,7%). [67] Sheikh MA, Riaz M, Shafiq S. avaliaram duzentos terceiros molares inferiores impactados num total de cento e sessenta e sete pacientes que se apresentaram no Departamento de Cirurgia Oral e Maxilofacial, Islamic International Dental College & Hospital, de abril de 2011 a julho de 2012, e determinaram que 42,5% dos casos apresentavam cáries no aspeto distal dos segundos molares inferiores. A incidência de cáries em terceiros molares impactados mesioangulares foi de 51%. A maioria destes casos mesioangulares era de nível B e

Classe I, de acordo com a classificação de Pell & Gregory. A cárie distal encontrada em associação com impactações horizontais foi de 29,10%, impactações verticais 15,2% e impactações distoangulares 4,7%. Nenhuma cárie foi encontrada em relação às impactações transversais. [126] De acordo com Polat HB, et al. as ILTMs horizontais e mesioangulares apresentaram alto risco de desenvolvimento de cárie no segundo ou terceiro molar; em contraste, as ILTMs verticais e distoangulares apresentaram baixo risco. [106] De acordo com Msagati F, Simon ENM, Owibingire S., a maioria dos pacientes com terceiros molares inferiores impactados apresentava lesões de cárie nos dentes impactados, no dente vizinho ou em ambos. Quatrocentos e cinco (45,2%) pacientes apresentavam uma lesão cariosa num dos dentes impactados, enquanto 201 (22,4%) pacientes apresentavam uma lesão cariosa no segundo molar adjacente. Em 122 (13,6%) pacientes, tanto o terceiro molar impactado quanto o segundo molar adjacente estavam cariados. [95] De acordo com Al-Khateeb TH, Bataineh AB. 46,4% dos terceiros molares apresentavam lesões associadas detectadas radiograficamente. A lesão mais comum observada nas radiografias panorâmicas foi a cárie dentária. [9] Krishnan B, El Sheikh MH, Rafa EG, et al. investigaram as várias indicações para a remoção de terceiros molares inferiores impactados numa escola de medicina dentária na Líbia e determinaram que a pericoronite recorrente foi a indicação mais comum registada (54%), seguida de pulpite/cárie do 3°/2° molar (31%). [74] Oderinu ON. et al. compararam a incidência de cárie cervical no segundo molar inferior associada a um terceiro molar impactado com a de um terceiro molar totalmente erupcionado e determinaram que a incidência de cárie cervical distal no grupo de estudo foi de 15,7%, a cárie cervical distal em segundos molares é um fenómeno limitado apenas a terceiros molares inferiores impactados. [98]Observámos uma percentagem mais baixa de frequência de cárie na literatura - 7%; 17,2%. [30, 34] Altas incidências de segundos molares inferiores cariados e defeitos periodontais foram relacionados a terceiros molares inferiores impactados na posição horizontal. Os nossos resultados mostram que a posição vertical dos terceiros molares inferiores teve a menor incidência de cárie entre todos. O nosso estudo também registou que a cárie foi mais frequentemente observada no posicionamento mesioangular dos terceiros molares inferiores. A relação entre a angulação do terceiro molar e a cárie distal do segundo molar foi, portanto, estatisticamente significativa. No entanto, os terceiros molares impactados em posição mesioangular apresentam alta prevalência de defeitos periodontais. Os nossos resultados não mostraram a relação causal entre o posicionamento vertical dos terceiros molares inferiores e os defeitos periodontais. Nossos resultados mostraram que o posicionamento distoangular dos terceiros molares inferiores apresentou menor relação com segundos molares inferiores cariados. Os nossos resultados não mostraram a relação causal entre o posicionamento distoangular dos terceiros molares inferiores e os defeitos periodontais.

Os nossos dados para a frequência de defeitos periodontais - 23,08%, 27 casos são diferentes dos resultados de Mercier P, Precious D - 1-4,5%. [89] De acordo com Chu FCS, Li TKL, Lui VKB, et al. aproximadamente 8% dos segundos molares inferiores associados a terceiros molares impactados tinham perda óssea periodontal de mais de 5 mm nas suas superfícies distais. [34] De acordo com Patil S., aproximadamente 1,9% dos segundos molares inferiores adjacentes a terceiros molares impactados apresentavam perda óssea periodontal na superfície distal superior a 5 mm. Relativamente aos segundos molares superiores adjacentes a terceiros molares impactados, apenas 88 de 2083 dentes apresentavam perda óssea periodontal superior a 5 mm. [103] De acordo com Stanley HR, et al. o exame de radiografias panorâmicas de 11.598 pacientes revelou danos no ligamento periodontal e perda óssea distal ao 2º molar 166 vezes (4,48%). [130] De acordo com Mehdizadeh M, Haghanifar S, Seyedmajidi M, et al. a reabsorção do osso alveolar distal do segundo molar adjacente, em casos radiograficamente detetáveis, 52,17% dos casos mandibulares tinham reabsorção óssea e 47,83% dos casos não a tinham. Também na maxila, 41,67% dos casos apresentavam reabsorção óssea e 58,33% não apresentavam. [88] De acordo com Polat HB, et al. as ILTMs distoangulares e verticais apresentaram alto risco de desenvolvimento de perda óssea no aspeto distal. [96] Sabra SM, Saliman MM. foram detectados a presença de terceiros molares inferiores impactados (IW) e as complicações médicas entre pacientes ambulatoriais em Taif Uni. KSA, ao longo de (2012). O estudo preocupou-se com a determinação do tipo de impacção, sinais físicos e microorganismos predominantes. Os estudantes queixosos examinados (No.=113) com idade (18-26 anos), foram submetidos a exames clínicos, dentários e microbianos. A queixa mais comum foi a bolsa periodontal 57,1%. [116] Coleman M, McCormick A, Laskin DM. avaliaram a incidência de defeitos periodontais no aspeto distal dos segundos molares superiores após a extração de terceiros molares superiores impactados. Os indivíduos inscritos neste estudo prospetivo aprovado pela comissão de revisão institucional consistiram em pacientes jovens e saudáveis que foram submetidos a extração de pelo menos 1 terceiro molar superior impactado assintomático adjacente a um segundo molar. Foram recolhidos dados de sondagem periodontal pré-operatória em 4 locais (vestibular médio, distobucal, palatino médio e distopalatino) em cada segundo molar adjacente, e um exame de sondagem semelhante foi realizado numa média de 6 meses de pós-operatório. Todos os indivíduos foram tratados sob anestesia geral ou sedação consciente por residentes de nível superior no ambulatório. Vinte indivíduos com um total de 38 terceiros molares superiores impactados foram tratados. Havia 9 indivíduos do sexo masculino (45%) e 11 indivíduos do sexo feminino (55%), com uma média de idade de 17 anos (intervalo, 14-22 anos). O intervalo médio de acompanhamento foi de 6 meses, com uma variação de 3 a 15 meses. Dos 152 locais de sondagem medidos, 92 (61%) diminuíram, 56 (37%) permaneceram inalterados e apenas 4 (2,6%) aumentaram. Verificou-se uma diminuição da profundidade de sondagem de 1 mm em 35 (23%) dos locais, uma diminuição de 2 mm em 32 (21%) e 25 (16%) uma diminuição de 3 mm ou mais. Dos 152 locais sondados, 4 (2,6%) aumentaram 1 ou 2 mm.[35]

Determinámos uma pequena percentagem de dentes adjacentes com reabsorção radicular externa (uma clara perda de substância na raiz do segundo molar inferior adjacente devido a

contacto entre este e o terceiro molar inferior impactado) - 7 casos, 5,98%. De acordo com Yamaoka M, Furusawa K, Ikeda M, et al. a frequência de reabsorção radicular externa é de 1,3% nos homens e 0,3% nas mulheres. Em indivíduos mais velhos, a reabsorção radicular associada a um terceiro molar completamente impactado foi mais frequente do que a um terceiro molar parcialmente impactado. [150] De acordo com Knutsson K., et al. a reabsorção radicular do segundo molar com 1% dos molares com patologias. [70] Qirreish EEYJ. determinou que a reabsorção do segundo molar se desenvolveu em 53 (16,4%) casos. [110] A reabsorção radicular externa causada por um dente impactado adjacente foi estudada radiograficamente em 199 casos. A reabsorção da raiz ocorreu em quinze casos (7,5%), sendo a região cervical a menos afetada. A incidência foi maior na faixa etária de 21 a 30 anos e envolveu principalmente pacientes do sexo masculino. [96] De acordo com Pursafar F. et al. aproximadamente 4% dos dentes adjacentes a dentes impactados e semi-impactados apresentaram reabsorção radicular. [109] De acordo com Stanley HR, et al. o exame de radiografias panorâmicas de 11.598 pacientes revelou reabsorção por pressão do 2º molar 113 vezes (3,05%). [130] De acordo com Kazemian M, et al. a reabsorção radicular do dente adjacente (0,6%) foi uma das complicações observadas. [67] De acordo com Saravi ME, et al. a prevalência da reabsorção radicular do segundo molar adjacente ao terceiro molar impactado nas radiografias panorâmica e periapical, respeitando a limitação do tamanho da amostra, foi de 46,3% e 31,5%, respetivamente, com 95% de confiança (P>0,05). A maioria dessas reabsorções ocorreu no terço cervical das raízes dos segundos molares e nos casos em que os terceiros molares estavam orientados mesialmente ou horizontalmente. Também não houve diferença significativa entre as radiografias panorâmica e periapical. [122]

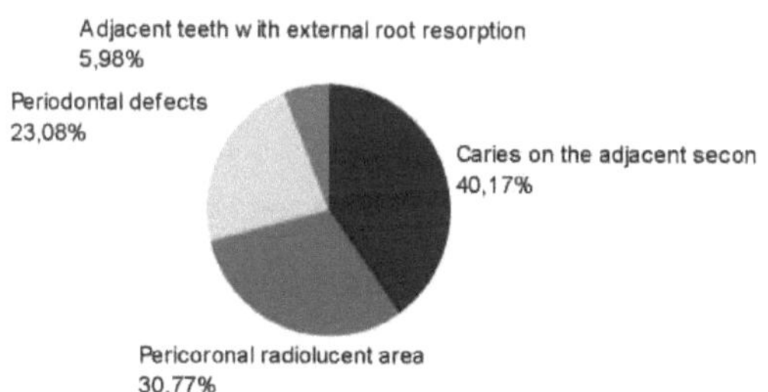

Fig. 24. Lesões radiograficamente detectáveis associadas a terceiros molares inferiores impactados

10. **Técnicas radiográficas**

Técnicas radiográficas padrão utilizadas para localizar os dentes não irrompidos, que incluem:

a -a técnica de deslocamento do tubo

Utiliza duas radiografias periapicais, deslocando o tubo horizontalmente entre as exposições.

Se o dente não irrompido se move na mesma direção em que o tubo é deslocado, está localizado no lado lingual ou palatino. Um dente localizado na face ou na cavidade bucal move-se na direção oposta ao deslocamento do tubo.

11. - película periapical e oclusal

Utiliza a radiografia periapical tirada com a técnica padrão e uma radiografia oclusal para dar diferentes vistas do dente impactado

12. - a vista panorâmica (OPG) pode ser utilizada para avaliar a posição do canino maxilar

13. - Tomografia computorizada, se necessário. [158]

Os recentes avanços no diagnóstico por imagem permitem visualizar, diagnosticar e prognosticar o resultado do tratamento dos dentes impactados. A tomografia computorizada de feixe cónico (CBCT) avaliou parâmetros críticos como a espessura óssea, a posição do dente e a morfologia dos dentes impactados através de radiografia tridimensional - CBCT. A radiografia periapical intra-oral, a ortopantomografia, a radiografia oclusal e a tomografia computorizada de feixe cónico foram realizadas para determinar a posição exacta dos dentes impactados e fazer o prognóstico do plano de tratamento com os factores associados aos dentes impactados. A tomografia computorizada de feixe cónico é uma modalidade precisa para localizar e determinar os factores de prognóstico associados aos dentes impactados. As imagens volumétricas tridimensionais podem fornecer informações para melhorar o diagnóstico e os planos de tratamento e, em última análise, resultar em resultados de tratamento mais bem sucedidos e melhores cuidados para os pacientes. [51]

Com o rápido desenvolvimento da tecnologia de tomografia computorizada (TC), uma nova técnica de imagem - a TC em espiral - está a ser utilizada na prática clínica. O desenvolvimento da tomografia computadorizada em espiral combinada com técnicas de renderização tridimensional (3D) produz imagens de tomografia computadorizada 3D de alta qualidade que podem ser úteis para o diagnóstico e o planeamento do tratamento em ortodontia. Dentes supranumerários e impactados ectopicamente não são anomalias raras na Ortodontia. Se os dentes impactados e as suas relações com as raízes adjacentes ou outras estruturas anatómicas (por exemplo, o canal mandibular) puderem ser determinados com precisão através da TC 3D, a sua exposição cirúrgica e subsequente movimentação podem ser planeadas.[31]

A localização tridimensional (3D) precisa dos caninos impactados é fundamental para o seu tratamento clínico. Os sistemas de imagiologia volumétrica 3D dentária recentemente introduzidos tornam possível uma localização precisa. As imagens volumétricas em 3D dos caninos impactados podem mostrar o seguinte: presença ou ausência do canino, tamanho do folículo, inclinação do longo eixo do dente, posições relativas por vestibular e palatina, quantidade de osso que cobre o dente, proximidade 3D e reabsorção das raízes dos dentes adjacentes, condição dos dentes adjacentes, considerações anatómicas locais e fase geral do desenvolvimento dentário. Em resumo, as imagens 3D são claramente vantajosas no tratamento de caninos impactados. [143]

A tecnologia CBCT fornece uma dose mais elevada de raios X do que uma radiografia panorâmica 2D típica. Fornece uma dose mais baixa do que uma série típica de radiografias de boca inteira em película digital padrão 18. Foram registadas doses efectivas de scanners de CBCT de grande volume que variam entre aproximadamente 70 μSv e 1070 μSv. Surpreendentemente, os exames que utilizam um campo de visão mais pequeno têm, de facto, uma dose mais elevada, mas fornecem um detalhe muito melhor da anatomia dentária. Geralmente, as doses são significativamente inferiores às dos scanners de TC médicos convencionais. Ouellette PL. Li G., et al. referiram que a dose efectiva para a radiografia panorâmica é de cerca de 22,0 μSv, para o exame cefalométrico lateral é de cerca de 4,5 μSv, para a radiografia cefalométrica pósteroanterior é de 5,1μSv e para um exame introdutório é de 0,65-9,5 μSv. [81, 100]

Quais são os benefícios vs. riscos da tomografia computorizada (TC) de feixe cónico dentária?

Benefícios

- O feixe de raios X focado reduz a radiação de dispersão, resultando numa melhor qualidade de imagem.
- Um único exame produz uma grande variedade de vistas e ângulos que podem ser manipulados para proporcionar uma avaliação mais completa.
- As tomografias de feixe cónico fornecem mais informações do que as radiografias dentárias convencionais, permitindo um planeamento mais preciso do tratamento.
- A tomografia computorizada é indolor, não invasiva e precisa.
- Uma das principais vantagens da TC é a sua capacidade de obter imagens de ossos e tecidos moles ao mesmo tempo.
- Não fica qualquer radiação no corpo do doente após um exame de TC.
- Os raios X utilizados na tomografia computorizada não devem ter efeitos secundários imediatos. Riscos
- Existe sempre uma pequena possibilidade de cancro devido a uma exposição excessiva à radiação. No entanto, os benefícios de um diagnóstico exato superam de longe o risco.
- Em geral, a tomografia computadorizada não é recomendada para mulheres grávidas, a menos que seja clinicamente necessário, devido ao risco potencial para o bebé no útero.

- Dado que as crianças são mais sensíveis à radiação, só devem efetuar um exame de TC se for essencial para estabelecer um diagnóstico e não devem efetuar exames de TC repetidos, a menos que seja absolutamente necessário. Os exames de TC em crianças devem ser sempre efectuados com uma técnica de baixa dose. [157]

Descrevemos os nossos doentes diagnosticados por tomografia computorizada de feixe cónico Galileos, utilizando 21 mAs, 85 kV, unidade de raios X, Unidade de Controlo de Reconstrução (RCU), imagem bidimensional que pode ser convertida numa imagem tridimensional e pacote de software SIDEXIS para gerar, arquivar, analisar e gerir raios X digitais.

Um homem de 21 anos de idade apresentou-se no Departamento de Cirurgia Oral para diagnóstico e tratamento. Durante o exame clínico, foram encontrados dentes decíduos persistentes no lado esquerdo do maxilar. Localizámos o canino superior esquerdo parcialmente impactado, o primeiro pré-molar, o canino superior dextro parcialmente impactado, o terceiro molar inferior dextro parcialmente impactado em posição mesioangular e inclinado para lingual em 3 dimensões, utilizando a tomografia computorizada de feixe cónico (CBCT). Os cortes (axial, coronal e sagital) mostram que o canino superior dexter está em localização palatina, o canino superior esquerdo - vestibular, o primeiro pré-molar superior esquerdo parcialmente impactado no meio da crista alveolar, próximo do seio maxilar. O paciente foi submetido a uma consulta de ortodontia para orientar e alinhar os dentes na arcada dentária após a tomografia computorizada 3D. (Fig. 25, 26).

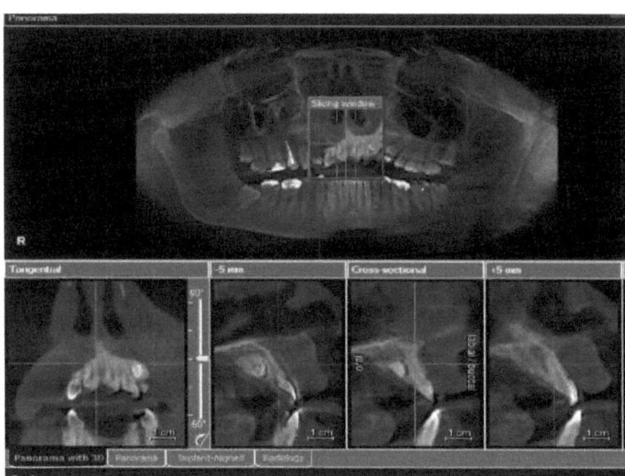

Fig. 25. Canino superior esquerdo parcialmente impactado, primeiro pré-molar superior, canino superior dexter e terceiro molar inferior dexter

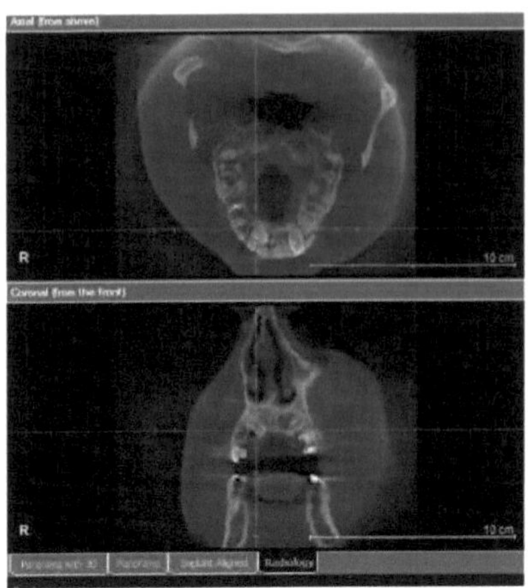

Fig. 26. Canino superior dexter - posição palatina, canino superior esquerdo - vestibular, primeiro pré-molar superior esquerdo parcialmente impactado no meio da crista alveolar

Um homem de 24 anos de idade apresentou-se no Departamento de Cirurgia Oral. O nosso estudo radiológico revelou terceiros molares inferiores parcialmente impactados horizontalmente e um canino superior esquerdo parcialmente impactado localizado palatalmente. O terceiro molar inferior parcialmente impactado encontrava-se na posição C2 de acordo com a classificação de Pell&Gregory e em contacto com a parte cervical do segundo molar. As raízes são curvadas mesialmente perto do feixe nervoso. A investigação tridimensional utilizando tomografia computorizada digital de feixe cónico sugeriu uma abordagem cirúrgica por vestibular. (Fig. 27, 28).

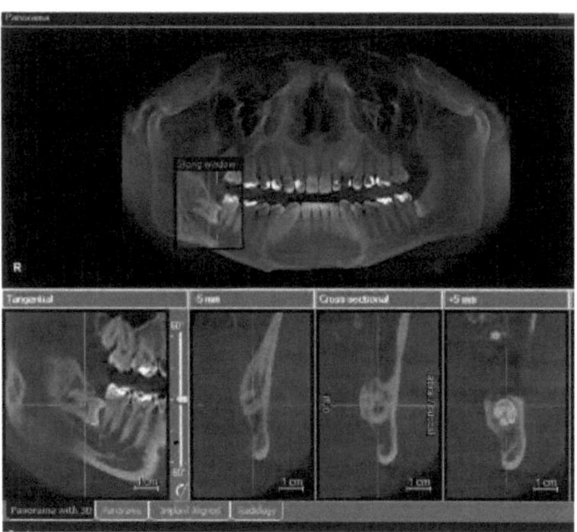

Fig. 27. Terceiros molares inferiores parcialmente impactados e canino superior esquerdo parcialmente impactado

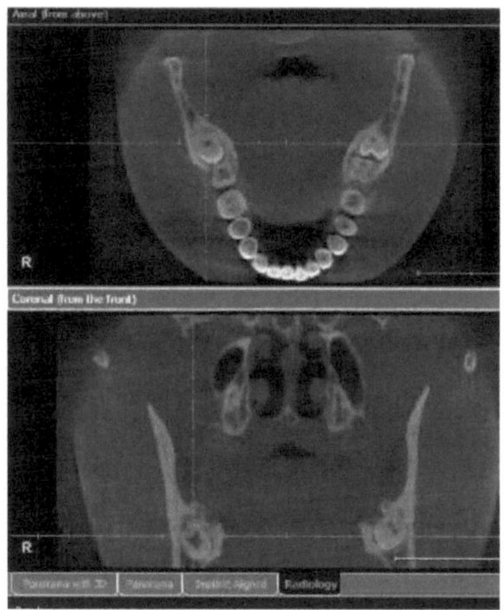

Fig. 28. Terceiros molares inferiores em posição horizontal

Uma mulher de 25 anos de idade foi diagnosticada com canino superior esquerdo parcialmente impactado em posição palatina, terceiro molar inferior parcialmente impactado em posição lingual e área radiolúcida pericoronal (área de hipodensidade acima de 2 mm na superfície distal do terceiro molar inferior), terceiro molar inferior esquerdo parcialmente impactado com inclinação distolingual e cisto dentígero, terceiro molar superior esquerdo parcialmente impactado com posição C (localizado acima da junção cemento-esmalte do segundo molar superior) de acordo com a classificação de Archer. Determinou-se baixa densidade óssea no lado lingual da região dos terceiros molares inferiores parcialmente impactados. A maior quantidade de remoção óssea foi realizada durante o processo de extração. A remoção cirúrgica dos terceiros molares impactados foi assistida por imagens 3D. (Fig. 29, 30).

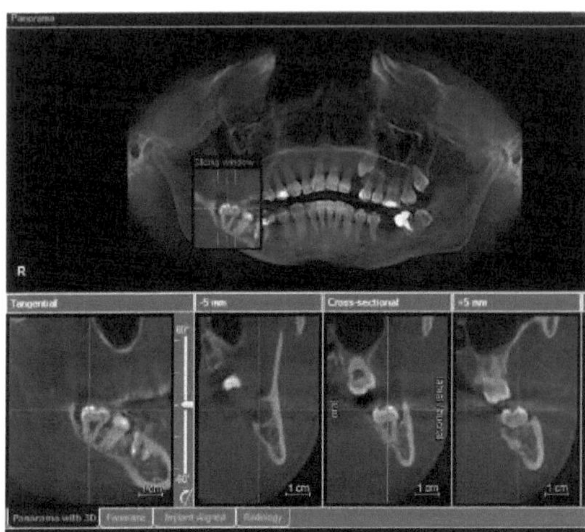

Fig. 29. Terceiros molares inferiores parcialmente impactados e canino superior esquerdo **parcialmente impactado**

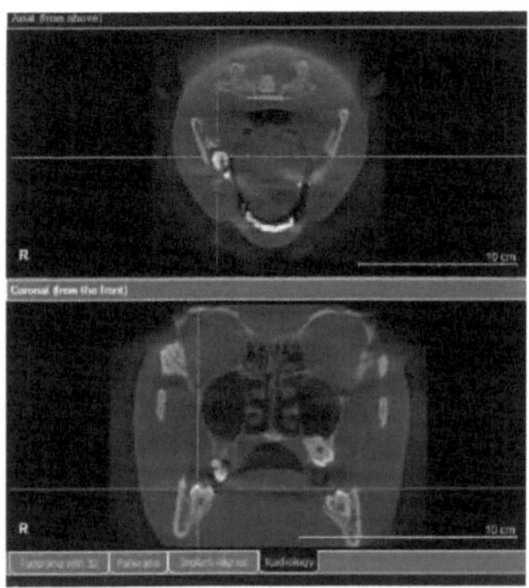

Fig. 30. Terceiros molares inferiores em posição lingual

Uma mulher de 39 anos de idade apresentou-se no Departamento de Cirurgia Oral com uma queixa de tumefação no lado dextro da mandíbula. O exame da região do terceiro molar inferior revelou a presença de hiperémia e de pús ao redor da margem gengival.

Tomografia computorizada tridimensional mostrando o terceiro molar inferior parcialmente impactado em posição mesioangular e vestibular. A remoção cirúrgica do terceiro molar inferior é efectuada através da abordagem bucal típica. (Fig. 31, 32).

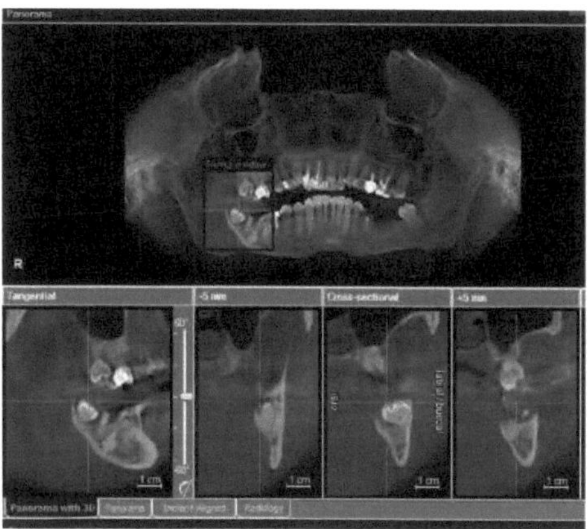

Fig. 31. Terceiro molar inferior dexter parcialmente impactado

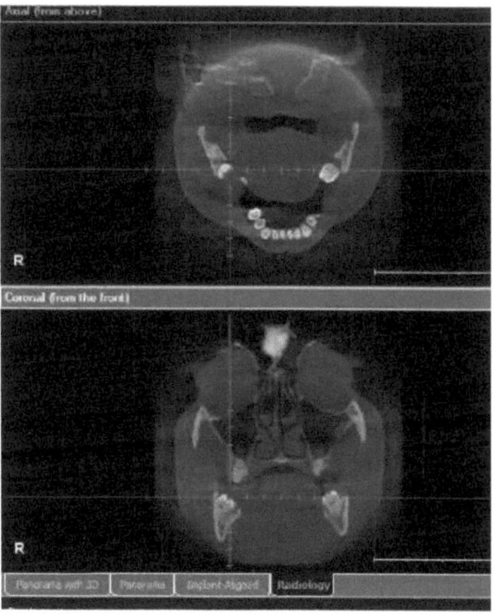

Fig. 32. Terceiro molar inferior dexter parcialmente impactado - posição vestibular

Terceira parte

11. Métodos de tratamento

As indicações para a odontectomia são:

1. Pericoronite aguda e crónica exacerbada.
2. Em casos de destruição do dente adjacente.
3. Cárie aguda, pulpite, periodontite de dente erupcionado.
4. Dor neuropática.
5. Queratocisto periodontal, dentígero e odontogénico (OKC).
6. Adamantinoma (ameloblastoma), odontoma e outros tumores.
7. Razões ortodônticas e protéticas.
8. Infeção Odontogénica Aguda (abcessos, flegmões, linfadenite, periostite, osteomielite).
9. Falha após tratamento conservador e cirúrgico conservador. [138]

11. A. Método com instrumentos rotativos convencionais

Protocolo cirúrgico:

Anestesia local;

Um retalho triangular mucoperiosteal é elevado (abordagem bucal); (Fig. 33, 34).

A exposição da placa cortical vestibular é efectuada com instrumentos rotatórios convencionais; (Fig. 35).

Extração do dente do siso; (Fig. 36).

A cavidade óssea é irrigada com uma solução de peróxido de hidrogénio a 3% e cloreto de sódio a 0,9% (soro fisiológico);

O retalho é reposicionado e suturado com suturas simples interrompidas.

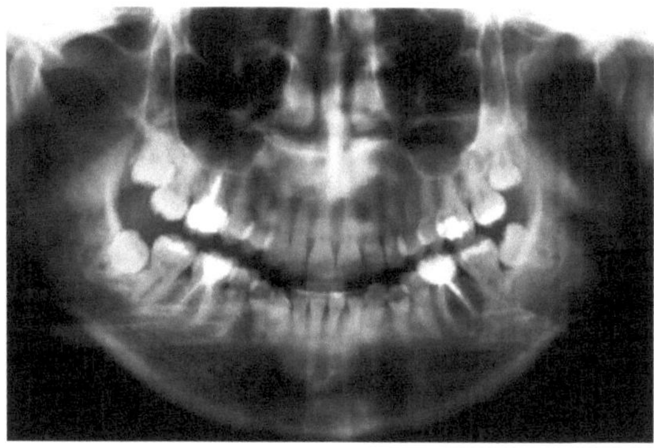

Fig. 33. Ortopantomografia

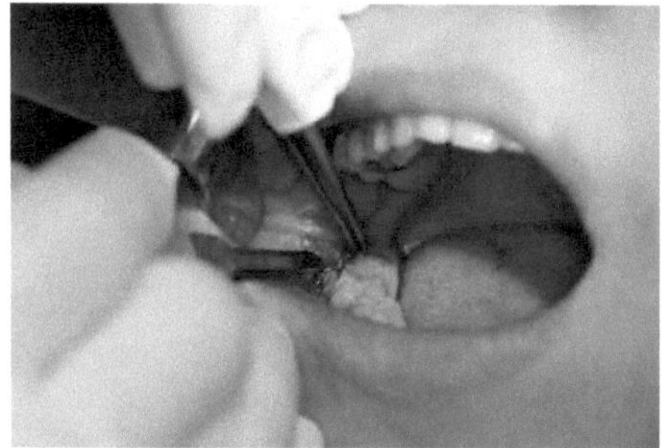

Fig. 34. Vista **intra-operatória**

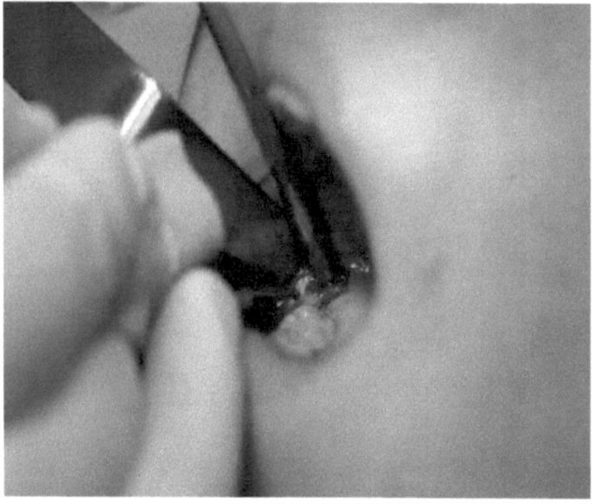

Fig. 35. Exposição da placa cortical vestibular com instrumentos rotatórios convencionais

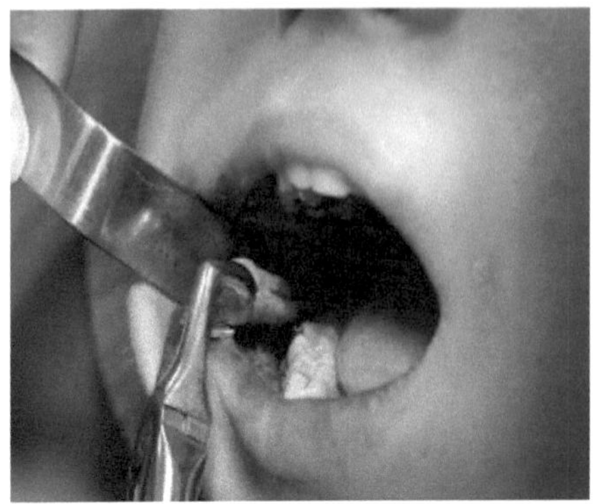

Fig. 36. Extração de um terceiro molar inferior parcialmente impactado

11. B. Método com dispositivo de piezocirurgia

Protocolo cirúrgico:

Anestesia local;

Um retalho triangular mucoperiosteal é elevado (abordagem bucal);

A exposição da placa cortical vestibular é efectuada com um dispositivo de cirurgia piezoeléctrica (PIEZOSURGERY, frequência de ultra-sons: 25-35 Khz, vibração máxima: 200 mícrones, fonte de energia: 50 W, capacidade do circuito hidráulico: 0-50 ml/min, comprimento do cabo da peça de mão: 2000 mm); (Fig. 37, 38, 39, 44).

Extração do dente do siso;

A cavidade óssea é irrigada com uma solução de peróxido de hidrogénio a 3% e cloreto de sódio a 0,9% (soro fisiológico);

O osso particulado autógeno é recolhido intra-oralmente com um dispositivo de piezocirurgia e uma armadilha de osso, triturado com um moinho de osso (Fig. 40, 41).

Preenchimento de uma cavidade óssea pós-operatória com osso particulado autógeno em casos em que o septo interdentário é fino, raízes distais expostas e espaço periodontal do segundo molar inferior; (Fig. 42, 43, 45).

O retalho é reposicionado e suturado com suturas simples interrompidas.

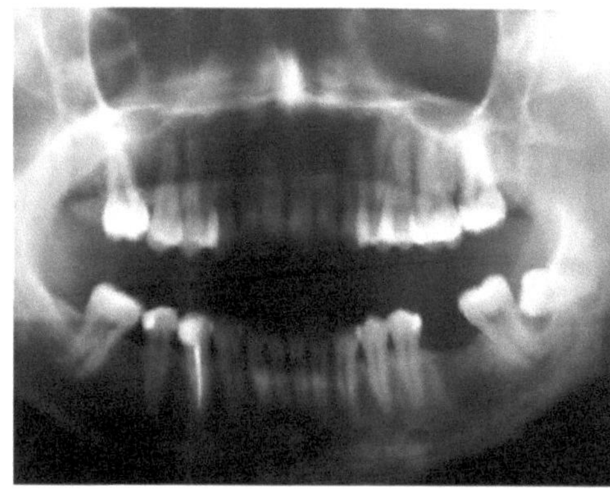

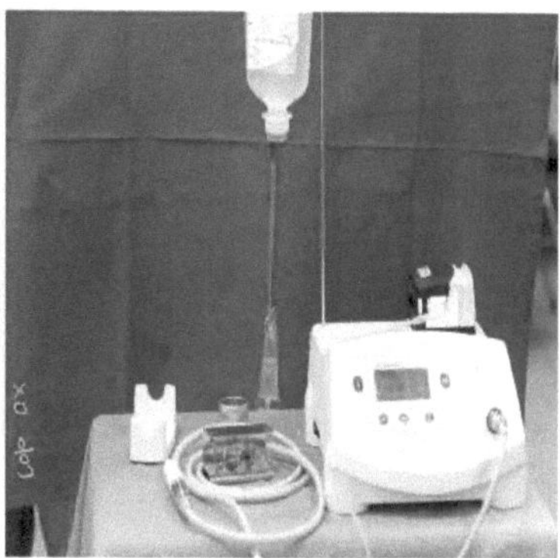

Fig. 37. Ortopantomografia pré-operatória Fig. 38. Dispositivo piezoelétrico

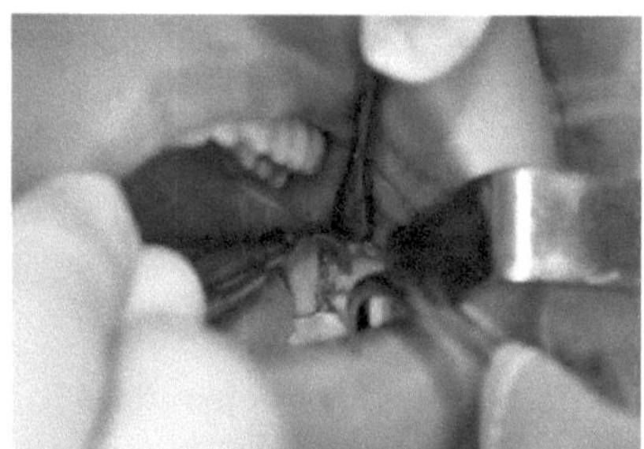

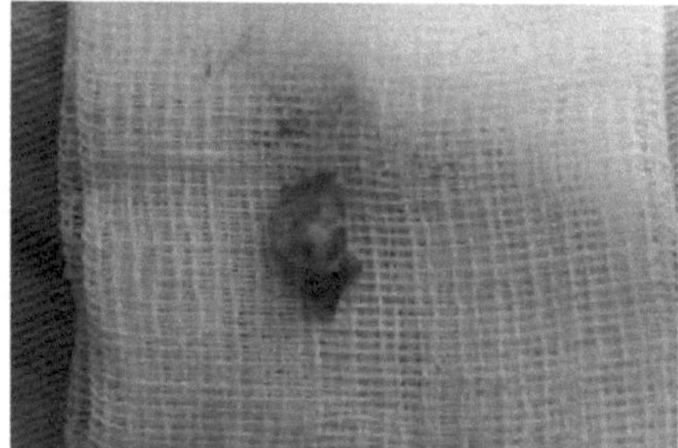

Fig. 39. Osteotomia piezoeléctrica Fig. 40. Peça óssea

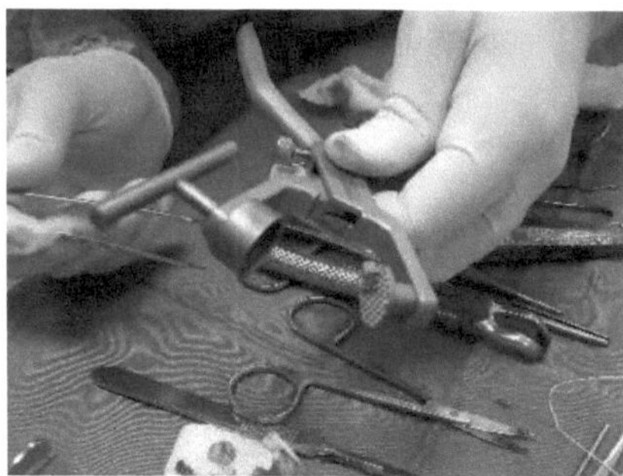

Fig. 41. Moagem de osso particulado autogéneo com moinho de ossos

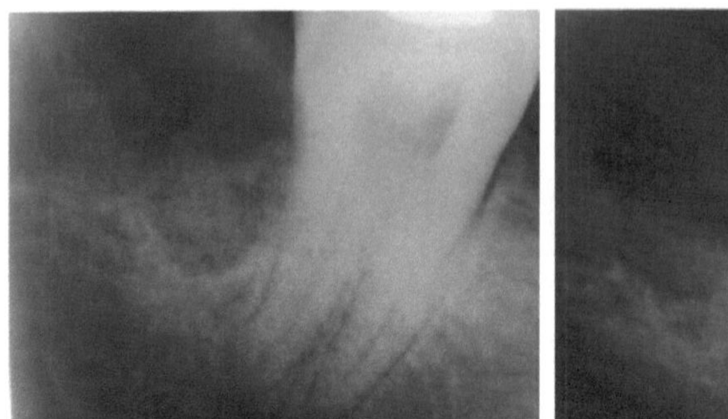

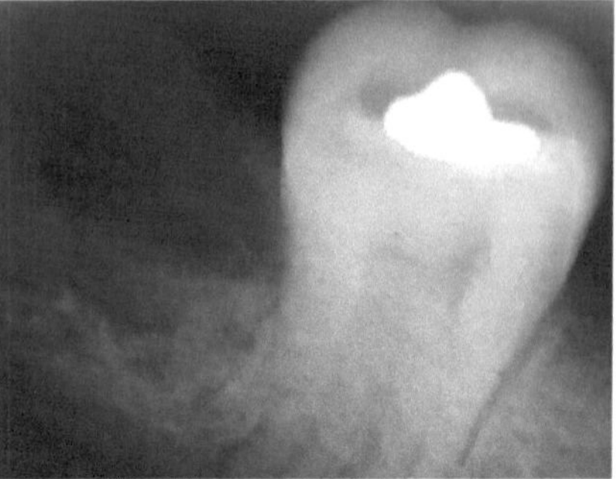

Fig. 42. Um mês mais tarde Fig. 43. Seis meses depois

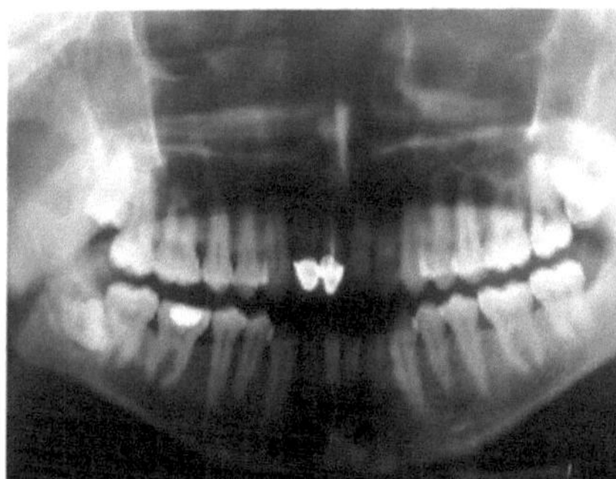

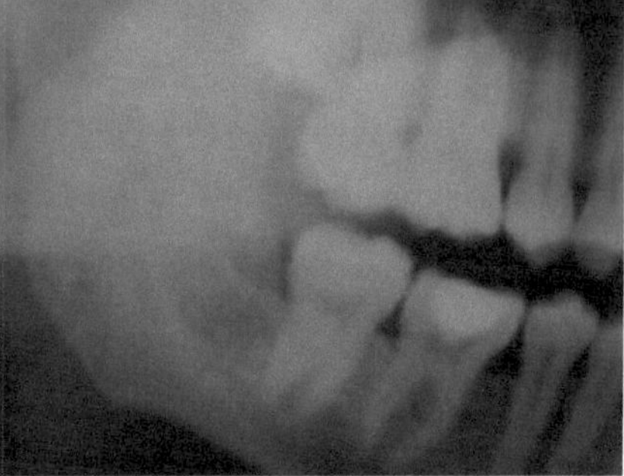

Fig. 44. Ortopantomografia pré-operatória Fig. 45. Resultado pós-operatório

O nervo alveolar inferior está em risco durante a remoção cirúrgica de dentes mandibulares impactados. Os instrumentos manuais e/ou mecânicos utilizados na proximidade de estruturas delicadas não permitem o controlo da profundidade de corte e podem danificar estas estruturas por contacto acidental. A cirurgia piezoeléctrica é uma técnica de cirurgia óssea nova e inovadora que utiliza as microvibrações de bisturis especiais a uma frequência ultra-sónica, pelo que os tecidos moles não serão danificados mesmo em caso de contacto acidental com a ponta de corte. [38] O princípio de funcionamento da piezocirurgia é um transdutor ultrassónico que transforma a energia eléctrica em energia vibratória (mecânica). Ligada à sua peça de mão está uma ponta ultra-sónica (inserção). A ponta de ultra-sons oscila com microvibrações resultantes das expansões e contracções da cerâmica. A vibração da ponta ultra-sónica, juntamente com uma pressão manual suave na peça de mão e um movimento manual para a frente e para trás sobre o tecido ósseo, resultará em cavitação óssea. A irrigação para refrigeração da ponta é uma parte essencial do procedimento. Este novo método de corte ósseo envolve uma curva de aprendizagem totalmente diferente da necessária para a utilização de serras alternativas. [39] Uma unidade de piezocirurgia é aproximadamente três vezes mais potente do que uma unidade dentária de ultra-sons convencional, o que lhe permite cortar osso cortical altamente mineralizado. A parte mais importante do dispositivo é a peça de mão piezoeléctrica, ligada à unidade principal, que tem suportes para a peça de mão e para os fluidos de irrigação. Um interrutor de pé ativa as pontas de peça de mão intercambiáveis. A frequência das vibrações e a potência de corte, bem como a quantidade de irrigação, podem ser ajustadas. A frequência é normalmente definida entre 25 e 30 kHz. Esta frequência provoca microvibrações de 60-210 μm de amplitude, fornecendo à peça de mão uma potência superior a 5 W.

Estão disponíveis várias pontas de ferramentas (pastilhas) de diferentes tamanhos, formas e materiais, e estão a ser desenvolvidas novas pontas. Podem ser revestidas com titânio ou diamante de diferentes graus. Exemplos incluem o bisturi, o compressor cónico, o extrator de ossos e a serra de ponta afiada. [104] A utilização de vibrações ultra-sónicas para o corte de osso foi introduzida pela primeira vez há duas décadas. A cirurgia piezoeléctrica é uma técnica minimamente invasiva que reduz o risco de danos nos tecidos moles circundantes e em estruturas importantes como os nervos, vasos e mucosas. Também reduz os danos nos osteócitos e permite uma boa sobrevivência das células ósseas durante a colheita do osso. A cirurgia piezoeléctrica foi inicialmente utilizada por cirurgiões orais e maxilofaciais para osteotomias, mas recentemente foram propostas algumas aplicações específicas em neurocirurgia e ortopedia. [76] De acordo com Harder S, Wolfart S, Mehl C, et al. O piezótomo produziu o menor aumento da temperatura intra-óssea. Um dos principais problemas dos dispositivos de maquinagem óssea é a possibilidade de danos térmicos no tecido ósseo devido à ação de corte. O grau de lesão térmica do osso é diretamente proporcional à temperatura resultante no local do corte e ao período de tempo em que o osso é exposto a essa temperatura. Foi relatado que a hiperemia intra-óssea ocorre entre 40°C e 41°C e que a necrose dos lipócitos e os primeiros processos de reabsorção começam a 47°C. A perfusão intra-óssea pára entre 47°C e 48°C. [56]

As provas histológicas e histomorfométricas da cicatrização de feridas e da formação óssea em modelos animais experimentais mostraram que a resposta dos tecidos é mais favorável na piezocirurgia do que nas técnicas convencionais de corte de osso, como os instrumentos rotativos de diamante ou de carboneto. [140] Antes da criação desta técnica, foram propostos numerosos protocolos, incluindo a broca redonda de diamante convencional, o raspador seguro, o alicate rongeur e o cinzel ósseo em forma de goiva, para simplificar a osteotomia e a osteoplastia na cirurgia óssea. No entanto, só a osteotomia por ultra-sons conseguiu atingir níveis elevados de precisão e segurança em comparação com esses instrumentos. [131] Um corte cirúrgico preciso é extremamente importante quando a coroa de um canino superior impactado palatalmente está próxima das raízes ou coroas dos incisivos centrais e laterais, como acontece frequentemente. As brocas tradicionais não distinguem entre a mineralização e a dureza do osso, o cemento radicular e o esmalte. A cirurgia piezoeléctrica é suficientemente precisa para ter em conta estas diferenças, evitando assim danos nos dentes adjacentes. O instrumento piezoelétrico controla a hemorragia durante o procedimento cirúrgico, garantindo um campo seco para a colagem do dente impactado e eliminando a necessidade de esponjas de gaze ou eletrocoagulação. Também remove o folículo mais rapidamente do que os instrumentos manuais, sem perda de osso cervical ou consequente recessão gengival.[52]

Sortino F, Pedulla E, Masoli V. Comparação do resultado pós-operatório em terceiros molares inferiores impactados tratados por cirurgia piezoeléctrica ou por técnica de osteotomia rotatória. Cem pacientes com terceiros molares inferiores impactados foram incluídos no estudo. Cinquenta pacientes foram tratados pela técnica de osteotomia rotatória (grupo A) e 50 pacientes foram tratados pela técnica de osteotomia piezoelétrica (grupo B). O protocolo terapêutico foi o mesmo para ambos os grupos. Vinte e quatro horas após a cirurgia, dois parâmetros diferentes, edema facial e trismo, foram avaliados em ambos os grupos. Um par de bússolas foi utilizado para a avaliação do inchaço facial e o trismo foi avaliado. O seu estudo revelou que a técnica de osteotomia piezoeléctrica produziu uma quantidade reduzida de edema facial e trismo 24 horas após a cirurgia, mas foi necessário um tempo de cirurgia mais longo quando comparado com a técnica de osteotomia rotatória. [129] Sivolella S, Berengo M, Bressan E, et al. compararam a cirurgia piezoeléctrica e a osteotomia rotatória convencional para a extração de germes de terceiros molares inferiores para determinar a adequação dos 2 métodos e os resultados pós-operatórios e determinaram que não surgiram diferenças estatisticamente significativas entre os 2 métodos para as outras variáveis de resultados consideradas. [127] Sivolella S, Berengo M, Scarin M, et al. determinaram as caraterísticas microbiológicas e de tamanho de partícula do osso particulado recolhido com um dispositivo de piezocirurgia e uma armadilha de osso, e para reduzir a contaminação bacteriana após o tratamento dos detritos com rifamicina SV. Foram recolhidas amostras de 10 pacientes submetidos a extração cirúrgica dos terceiros molares inferiores. A ostectomia foi efectuada com um dispositivo de piezocirurgia e os detritos foram recolhidos com um conjunto de aspiração cirúrgica equipado com uma armadilha de osso. Foram retiradas duas alíquotas de cada amostra, uma das quais foi tratada com rifamicina SV. A segunda alíquota, utilizada como controlo, foi tratada com uma solução fisiológica. Nas amostras imersas em solução antibiótica, verificou-se uma redução estatisticamente significativa da contaminação bacteriana. [128]

12. Gestão da dor, inchaço e trismo após a cirurgia do terceiro molar com anti-inflamatórios não esteróides (AINEs)

Análise das complicações (dor, edema e trismo) após a remoção de terceiros molares impactados (parcialmente impactados) e da eficácia (ação analgésica e anti-inflamatória) de Flamexin® (piroxicam-β-ciclodextrina) e Aulin® (nimesulida).

A Comissão de Ética da instituição aprovou o protocolo deste estudo (n.º 2/2009). Todos os pacientes forneceram consentimento informado por escrito durante o período de triagem pré-tratamento. A população do estudo foi constituída por 60 pacientes com idade igual ou superior a 18 anos, com os terceiros molares inferiores impactados (parcialmente impactados) numa posição semelhante à observada na radiografia panorâmica. Os critérios de elegibilidade incluíram a ausência de doença sistémica e de inflamação ou infeção nos locais de extração. Os critérios de exclusão incluíram qualquer história de reação alérgica ao anestésico local, hemorragia ou ulceração gastrointestinal, doenças cardiovasculares e renais e alergia à aspirina ou a qualquer outro AINE. As mulheres grávidas também foram excluídas do estudo. Foram dadas instruções aos doentes para não utilizarem antidepressivos, diuréticos ou aspirina nos dias anteriores à cirurgia, uma vez que estes medicamentos poderiam causar hemorragia ou outros problemas sanguíneos e interferir com os resultados desta investigação. Todas as operações e controlos pós-operatórios foram efectuados por um único cirurgião. Os pacientes receberam um bloqueio anestésico regional dos nervos vestibular, lingual e alveolar inferior com 1,7 mL de articaína a 4% com adrenalina 1:100.000. Quando a anestesia do lábio inferior foi alcançada, um adicional de 0,9 mL do mesmo anestésico foi infiltrado na mucosa para garantir a homeostase e a anestesia do local. A remoção dos terceiros molares seguiu uma técnica cirúrgica padrão (abordagem vestibular). Foi utilizada uma incisão padrão, desde o bordo anterior do ramo até ao canto disto-facial do segundo molar, seguindo o sulco gengival vestibular ao longo do segundo e primeiro molares. Após a elevação periostal, o osso que circunda o terceiro molar foi removido com uma broca redonda numa peça de mão, utilizando uma quantidade abundante de irrigação salina. Os pacientes permaneceram no departamento durante a primeira hora de pós-operatório.

O protocolo de administração de AINEs foi de 20 e 100 mg, Flamexin® (piroxicam-β-ciclodextrina) para o grupo I (n = 30) e Aulin® (nimesulida) para o grupo II (n = 30) uma vez por dia, respetivamente. Foi avaliada a eficácia analgésica e anti-inflamatória destes fármacos.

Foram avaliados os seguintes parâmetros:

1. Avaliação subjectiva da dor pós-operatória, com o auxílio de uma escala visual analógica (EVA), com 0 ancorado em "sem dor" e 10 ancorado em "pior dor imaginável" e os indivíduos registaram a intensidade da dor pós-operatória nas 3 h, 24 h, 72 h, 5.º dia após o fim da cirurgia;

2. Inchaço facial determinado por fita métrica antes da cirurgia, nas 24 h, 72 h, 168 h após o fim da cirurgia; este método tem em conta a soma das seguintes medidas: distância entre o canto lateral do olho e o ângulo da mandíbula, distância entre o tragus e o canto exterior da boca;

3. Abertura bucal (distância, em mm, entre os cantos mesio-incisais dos incisivos centrais superiores e inferiores direitos na abertura máxima dos maxilares) antes da cirurgia, 24 h, 72 h e no momento da remoção da sutura (7º dia de pós-operatório); a capacidade de abertura bucal no pós-operatório foi expressa em percentagem da medida pré-operatória.

Resultados

Inicialmente, foram operados 60 pacientes. O Flamexin® apresentou escores de dor mais baixos - 4,73±0,52 ($P < 0,01$) em comparação com o Aulin® (6,87±0,47) no período de 3 horas. (Fig. 46).

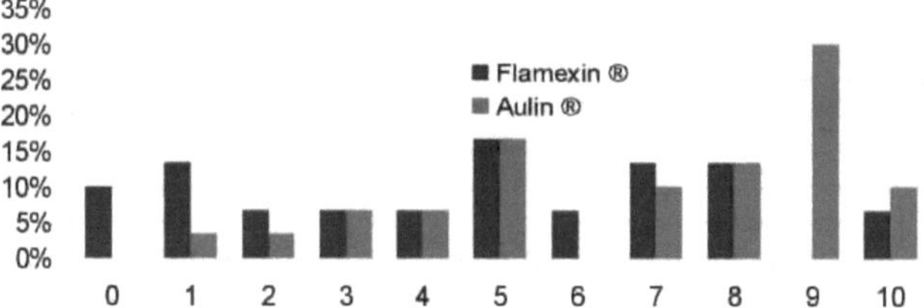

Fig. 46. Intensidade da dor 3 h após a cirurgia

O Flamexin® apresentou escores de dor mais baixos - 3,50±0,36 ($P < 0,01$) em comparação com o Aulin® (5,03±0,41) no período de 24 horas. (Fig. 47).

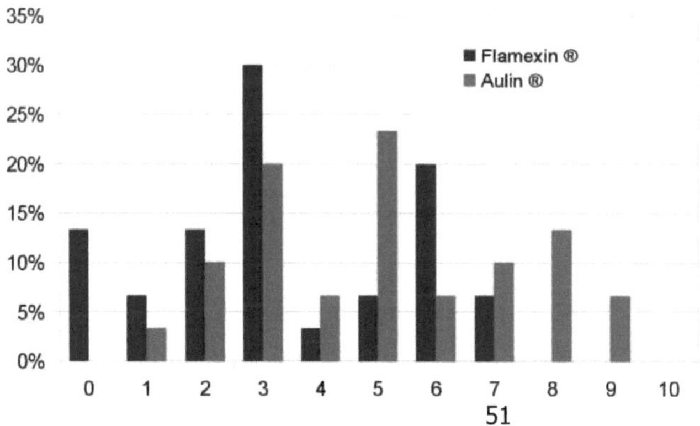

Fig. 47. Intensidade da dor 24 h após a cirurgia

O Flamexin® apresenta pontuações de dor mais baixas - 1,97±0,18 (P < 0,001) em comparação com o Aulin® (3,73±0,39) no período de 72 horas. (Fig. 48).

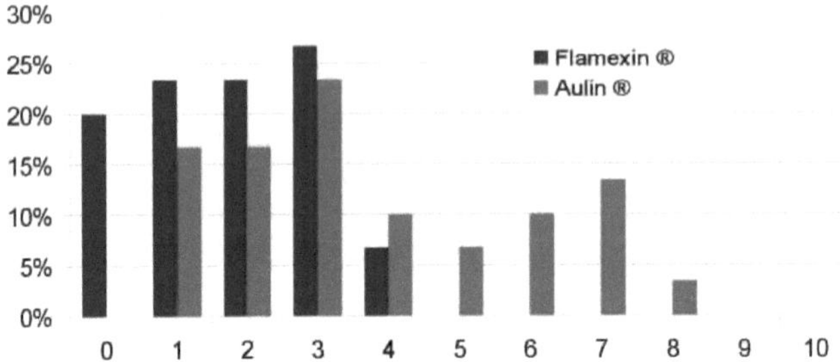

Fig. 48. Intensidade da dor 72 h após a cirurgia

Nos escores de dor pós-operatória (5° dia após a cirurgia), observamos diferenças significativas (P<0,05) entre a administração de Flamexin® (1,20±0,09) e Aulin® (1,87±0,27). (Fig. 49).

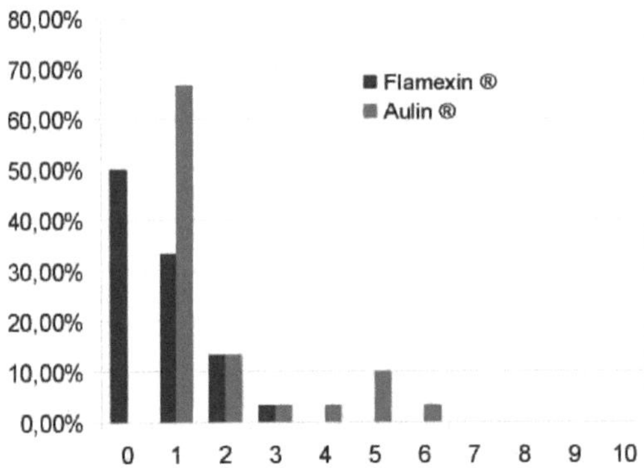

Fig. 49. Intensidade da dor no 5º dia após a cirurgia

O método utilizado neste estudo para medir o inchaço é amplamente aceite na literatura. As vantagens deste método residem na sua simplicidade. Não é invasivo, é económico, poupa tempo e fornece dados numéricos para a determinação das alterações do contorno dos tecidos moles.[28]

As pontuações médias de edema no nosso estudo antes da cirurgia no grupo I e no grupo II são 21,58±0,22 см и 22,56±0,30 см, respetivamente, com *valor de P<0*,05, o que mostra uma diferença significativa, as pontuações médias para 1 dia de pós-operatório para o grupo I e o grupo II são 22,98±0,28 CM e 24,97±0,39 CM, respetivamente, com valor de P<0,001, o que mostra uma diferença altamente significativa.

A média da pontuação do inchaço no 3rd dia pós-operatório para o grupo I é de 22,29±0,37 CM e para o grupo II é de 23,87±0,37 CM com um valor de *P* de 0,01, o que é altamente significativo.

A média do escore de edema no dia 7th pós-operatório para o grupo I é de 21,61 ± 0,22 cm e para o grupo II é de 22,64 ± 0,31 CM com um valor de *P* de 0,01, o que é altamente significativo. (Fig. 50).

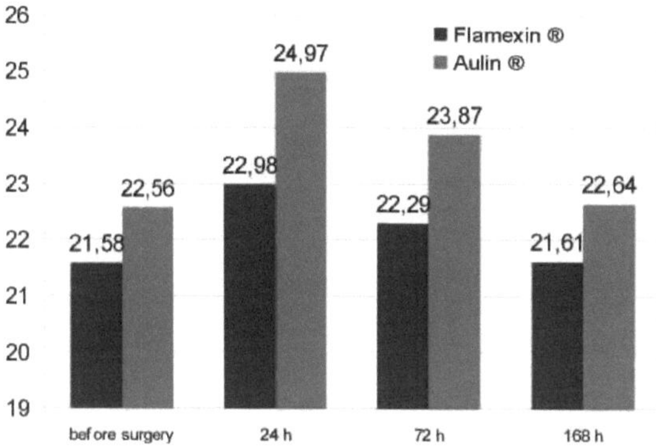

Fig. 50. Pontuação média do inchaço

As pontuações médias da abertura interincisal máxima (MIO) no nosso estudo antes da cirurgia no grupo I e no grupo II são 45,47±1,05 mm e 43,07±1,36 MM, respetivamente, com *um valor de P>0*,05, a análise dos dados não mostrou diferenças estatisticamente significativas entre os grupos.

A média da pontuação da abertura da boca durante 1 dia de pós-operatório para o grupo I e o grupo II é de 33,67±1,40 MM e 33,80±1,46 M, respetivamente, com um *valor de P>0*,05, não tendo havido diferenças estatisticamente significativas em "1 dia".

A média do escore de trismo no 3rd dia pós-operatório para o grupo I é de 34,67± 1,39 MM e para o grupo II é de 36,37± 1,43 MM com valor de P>0,05, não foi observada nenhuma diferença entre o grupo I e o grupo II.

As pontuações médias da abertura interincisal máxima (MIO) no nosso estudo no 7th dia pós-operatório no grupo I e no grupo II são 41,07± 1,55 mm e 39,33± 1,37mm, respetivamente, com um *valor de P>0*,05, a análise dos dados não revelou diferenças estatisticamente significativas entre os grupos. (Fig. 51).

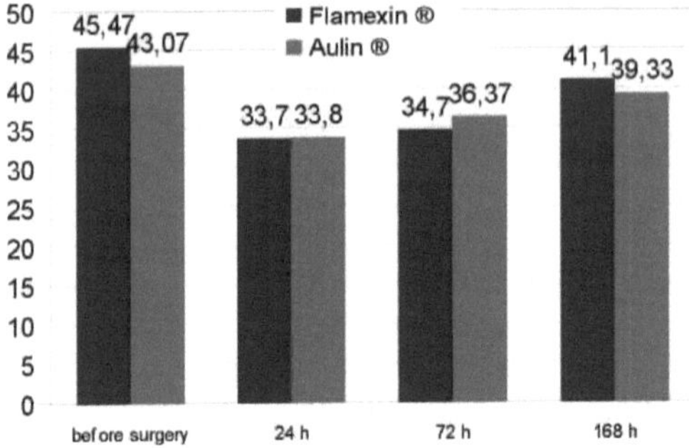

Fig. 51. Média de pontuação do trismo

Vamos fazer um resumo e uma revisão da literatura mundial sobre a utilização generalizada de diferentes tipos de anti-inflamatórios não esteróides (AINE) na prática médica e dentária, especialmente na cirurgia oral.

A eficácia analgésica do aceclofenac no controlo da dor após extração cirúrgica de terceiros molares inferiores impactados foi comparada com a sua administração pré-operatória. Dois grupos de 20 pacientes cada foram medicados com 2 comprimidos de 100 mg de aceclofenac tomados por via oral 1h antes da cirurgia ou no período pós-operatório precoce. Todas as cirurgias foram efectuadas pelo mesmo cirurgião e a técnica cirúrgica foi a mesma para todos os doentes. A dor foi avaliada através de uma Escala Visual Analógica e de uma Escala 0-4, bem como através da contagem do número de comprimidos de analgésicos tomados após a cirurgia. Os doentes do grupo pré-operatório tomaram menos comprimidos no pós-operatório e tiveram uma pontuação de dor mais baixa tanto na Escala Visual Analógica como na Escala 0-4. O aceclofenac foi mais eficaz no controlo da dor quando administrado antes da cirurgia.

108

Cinquenta pacientes foram programados para serem submetidos à remoção de terceiros molares inferiores simetricamente posicionados em duas consultas separadas. Meloxicam 7,5 ou 15 mg foi administrado uma vez por dia, de forma duplamente cega, aleatória e cruzada, após a cirurgia durante 4 dias. Foram registados parâmetros objectivos e subjectivos para comparação da evolução pós-operatória. Os doentes tratados com meloxicam 7,5 mg que foram submetidos a osteotomia relataram pontuações de dor mais elevadas às 1,5, 3, 4, 10, 12 e 16 horas ($P<0,05$) e ingeriram uma maior quantidade de medicação analgésica de resgate ($P<0,05$) do que aqueles que não necessitaram de osteotomia. A dor, o trismo e o inchaço após a remoção de terceiros molares inferiores que não necessitem de osteotomia podem ser controlados com sucesso com um regime de dose de 7,5 mg de meloxicam uma vez por dia. Para extracções mais agressivas, é aconselhável 15 mg de meloxicam.[28]

A eficácia do meloxicam, um inibidor seletivo da ciclooxigenase-2 (COX-2), no tratamento da dor pós-operatória de cirurgia oral foi avaliada num ensaio clínico aleatório controlado. Os pacientes submetidos a cirurgia de extração unilateral do 3º molar inferior foram distribuídos por 3 grupos, A, B e C. Após pré-medicação oral de meloxicam 10 mg no grupo A, ampiroxicam 27 mg no grupo B e placebo no grupo C, a cirurgia foi concluída em 30 minutos sob anestesia local com lidocaína a 2%. Para o alívio da dor pós-operatória, os doentes foram autorizados a tomar loxoprofeno oral (60 mg por comprimido). A dor pós-operatória foi avaliada na clínica no 1º, 7º e 14º dia de pós-operatório (DPO) utilizando uma escala visual analógica (EVA), assim como o número de comprimidos de loxoprofeno consumidos, e os resultados foram comparados entre os 3 grupos com uma significância estatística de $P<0,05$. As pontuações da EVA no 1º DPO foram significativamente mais baixas no grupo A do que no grupo C. O consumo de loxoprofeno no dia da cirurgia e no 1º DPO foi significativamente mais baixo no grupo A do que no grupo C ($P<0,01$). O consumo total de analgésicos foi significativamente menor nos grupos A e B do que no grupo C ($P<0,02$). O inibidor da COX-2, meloxicam 10 mg, utilizado como pré-medicação, reduziu a dor pós-operatória em comparação com o controlo na cirurgia oral. [12]

O paracetamol tem sido vulgarmente utilizado para o alívio da dor pós-operatória após cirurgia oral. Weil K, Hooper L, Afzal Z, et al. investigaram a dose ideal de paracetamol e o momento ideal para a administração do medicamento para proporcionar alívio da dor, tendo em conta os efeitos secundários de diferentes doses do medicamento e determinaram que o paracetamol é um medicamento seguro e eficaz para o tratamento da dor pós-operatória após a remoção cirúrgica dos dentes do siso inferiores. [146]

De acordo com Awang MN, Boon LC, Nor GM. os resultados da presente investigação mostraram a utilidade do suprofeno no controlo da dor após a remoção cirúrgica de um dente do siso impactado. O regime de 200 mg. q.d.s. por via oral, demonstrou ser satisfatório no controlo da dor pós-operatória. A dor foi rapidamente controlada na 1ª hora após a ingestão e subsequentemente mantida num perfil baixo até ser completamente abolida na 8ª hora do período pós-operatório. 15

De acordo com Pijak MR, Turcani P, Turcaniova Z, et al. O piroxicam-beta-ciclodextrina (PBC) é o primeiro medicamento anti-inflamatório não esteroide (AINE) em que a substância ativa é complexada com o oligossacárido cíclico ciclodextrina, que actua como um recetor artificial. Este complexo permite que moléculas únicas do AINE sejam libertadas junto à mucosa gastrointestinal, em vez de cristais. Uma vez que o piroxicam está imediatamente biodisponível nesta formulação, o início de ação é semelhante ao de um medicamento parentérico. Uma vez que o tempo de contacto com a mucosa gástrica é reduzido, o risco de irritação gástrica por contacto direto também é reduzido. Existem boas provas de que a PBC é benéfica no tratamento da lombalgia aguda inespecífica, mas faltam provas suficientes sobre a lombalgia crónica. 105

Santucci L, Fiorucci S, Chiucchi S, et al. avaliaram e compararam 20 mg/dia de uma nova formulação de piroxicam (piroxicam-beta-ciclodextrina), 20 mg/dia de piroxicam padrão e 100 mg/dia de indometacina num estudo aleatório, em dupla ocultação e controlado por placebo realizado em 64 voluntários e determinaram que o piroxicam-beta-ciclodextrina exerce menos danos agudos diretos na mucosa gástrica. [119]

O piroxicam tem atividade analgésica, anti-inflamatória e antipirética. [17, 105, 114] Trucco M, Antonaci F, Sandrini G. relata a abordagem terapêutica de um doente com hemicrania contínua (HC) utilizando piroxicam-β-ciclodextrina. [137] Beta-ciclodextrina-piroxicam, um complexo de inclusão molecular de piroxicam em beta-ciclodextrina com um rápido início de ação, efeitos duradouros e boa tolerância gástrica, foi comparado com piroxicam intramuscular num estudo aleatório, em dupla ocultação, do tratamento da dor pós-operatória após uma cirurgia ortopédica de grande porte. O tratamento teve início 2 horas após o final da cirurgia. O doente recebeu um comprimido de piroxicam 20 mg de beta-ciclodextrina por via oral e uma injeção intramuscular de placebo, ou um comprimido de placebo e uma injeção intramuscular de piroxicam 20 mg. O mesmo tratamento foi administrado nos dias 2, 3 e 4, às 8 horas. A beta-ciclodextrina-piroxicam proporcionou um efeito analgésico rápido e bom, comparável ao efeito analgésico da mesma dose de piroxicam intramuscular. [86] Foram revistos os estudos de dose única no modelo de dor dentária que foram realizados em condições de dupla ocultação e que incluíram um grupo de controlo com placebo; foram identificados os AINEs que são significativamente superiores ao composto de referência aspirina 650 mg e os que poderiam representar alternativas reais à utilização de narcóticos em determinadas situações para o tratamento da dor aguda.[87]

Os estudos clínicos demonstraram que o Flamexin (piroxicam-β-ciclodextrina) está associado a um início de ação mais precoce do que o piroxicam, o tenoxicam, o naproxeno e uma série de outros AINE utilizados no tratamento da dor musculoesquelética e reumática aguda, e que o agente tem uma eficácia sustentada a longo prazo. Assim, Flamexin (piroxicam-β-ciclodextrina) é um AINE adequado para o alívio a curto prazo da dor aguda e da inflamação e para o tratamento a longo prazo de doenças crónicas como a osteoartrite. [55] O piroxicam-β-ciclodextrina é uma escolha necessária no tratamento da dismenorreia primária, da dor dentária, da dor pós-operatória e das cefaleias.[24, 25, 43]

Trinta e um doentes elegíveis com idades compreendidas entre os 18 e os 85 anos, resistentes à terapêutica anterior com diferentes AINE, foram tratados com PBC 20 mg uma vez por dia num estudo aberto não comparativo de 40 dias. Os doentes sofriam de PA crónica, definida como dor entre a região occipital e a prega glútea, com uma duração de pelo menos 6 semanas mas não superior a 6 meses. A eficácia foi avaliada através de alterações na intensidade da dor, no tónus paravertebral, na incapacidade funcional e na rigidez matinal, utilizando uma escala de classificação numérica de 4 pontos. Os doentes também auto-avaliaram a dor nocturna e diurna utilizando a escala visual analógica. A tolerabilidade foi avaliada por eventos adversos e avaliações laboratoriais de rotina. A avaliação global da eficácia e da tolerabilidade pelo médico e pelos doentes foi efectuada na última visita. Os resultados mostram: 90,3% dos pacientes avaliaram a eficácia do PBC como melhorada ou muito melhorada, e os investigadores classificaram o tratamento como melhorado ou muito melhorado em 87,1% dos pacientes. A remissão foi alcançada em 19,3% dos pacientes. A tolerabilidade também foi classificada como elevada, com 83,9% dos doentes a caracterizarem o tratamento com PBC como bom ou muito bom, e os investigadores classificaram o tratamento como bom ou excelente em 87,1% dos doentes. Os acontecimentos adversos relacionados com o medicamento foram registados em 9,7% dos doentes e levaram à interrupção da medicação do estudo em 3,2% dos doentes. Não foram registados eventos adversos graves. [105]

A administração de piroxicam-β-ciclodextrina como dose única em voluntários em jejum resultou em concentrações plasmáticas médias de piroxicam 0,25 e 0,5 horas após a administração que foram, respetivamente, 3 a 10 e 1,3 a 3 vezes superiores às concentrações após a administração de piroxicam padrão em 2 estudos comparativos.

Embora os alimentos abrandassem a absorção de ambos os produtos, as concentrações plasmáticas de piroxicam eram ainda 2 a 4 e 1,3 a 1,4 vezes mais elevadas 0,5 e 2 horas após a administração de piroxicam-β-ciclodextrina do que após o piroxicam padrão. No entanto, após a administração de doses múltiplas, a única diferença verificou-se 0,25 horas após a administração, quando a concentração plasmática de piroxicam foi 1,3 vezes mais elevada após piroxicam-β-ciclodextrina do que após piroxicam. A área sob a curva de concentração plasmática-tempo foi semelhante para o piroxicam-β-ciclodextrina 20mg e para o Piroxicam 20mg, demonstrando uma extensão global de absorção comparável. [78, 132]

O piroxicam (Feldene) está indicado para a osteoartrite e a artrite reumatoide, mas não para a analgesia, devido ao seu início retardado do alívio da dor. O piroxicam-beta-ciclodextrina (PBCD) foi desenvolvido para a indicação da dor em virtude do aumento da taxa de absorção do piroxicam. Quarenta e oito pacientes receberam uma dose única de PBCD ou Feldene (10, 20 e 40 mg) num estudo aleatório, e a concentração plasmática de piroxicam e o alívio da dor foram medidos. Wang D, Miller R, Zheng J, et al. determinaram que a taxa de absorção do PBCD (5/h) era mais rápida do que a do Feldene (1,41/h). [145]

Estes estudos demonstraram igualmente a boa tolerabilidade geral do piroxicam 20 mg por dia.[23]

Os resultados da investigação mostram que o Flamexin® tem um bom potencial terapêutico no tratamento da dor pós-extraccional. [18]

Duzentos e noventa e oito pacientes com dor pós-operatória após a remoção cirúrgica de um terceiro molar impactado foram distribuídos aleatoriamente, em regime de dupla ocultação, para receber uma dose oral única de piroxicam 20 mg, ou piroxicam-beta-ciclodextrina equivalente a 20 mg de piroxicam, ou paracetamol 500 mg, ou placebo. Utilizando uma escala de autoavaliação semiquantitativa, os doentes avaliaram a sua dor e o seu alívio a intervalos de 30 minutos durante as primeiras 2 horas e, depois, de hora a hora durante 4 horas após a administração do tratamento. Todos os medicamentos activos foram significativamente superiores ao placebo. Os três medicamentos activos foram comparáveis quanto ao grau de analgesia até à terceira hora, após a qual o efeito do paracetamol diminuiu significativamente em comparação com o piroxicam-beta-ciclodextrina e o piroxicam. O piroxicam-beta-ciclodextrina e o paracetamol foram mais rápidos do que o piroxicam na indução de analgesia. A tolerabilidade dos medicamentos activos foi comparável à do placebo.[42]

Na literatura mundial, encontrámos autores que relatam um efeito analgésico superior da meclofenamina-natrium (100 mg) em comparação com o piroxicam-β-ciclodextrina

(20 mg).

O ácido meclofenâmico encontra-se entre as substâncias cujo efeito analgésico é mais evidente do que o da ação anti-inflamatória. O mecanismo de ação do ácido meclofenâmico torna-o nitidamente diferente de outros anti-inflamatórios não esteróides (AINE), na medida em que inibe as vias metabólicas do ácido araquidónico e, ao mesmo tempo, antagoniza os efeitos das prostaglandinas ao nível dos receptores periféricos. Uma série de ensaios clínicos controlados demonstrou que o ácido meclofenâmico é um excelente analgésico, com boa tolerância quando utilizado em cirurgia oral, disodontiasis, avulsão do terceiro molar impactado e periodontite. Marcucci M, Panelli G, Cambini S. compararam o meclofenamato de sódio (100 mg) com piroxicam-beta-ciclodextrina (20 mg). A intensidade do efeito analgésico do medicamento foi medida às 0,5, 1, 2, 4 e 6 horas após a administração. Após os testes iniciais, verificou-se que o meclofenamato de sódio era significativamente mais eficaz do que o piroxicam-beta-ciclodextrina. O alívio da dor após o tratamento com meclofenamato de sódio foi clínica e estatisticamente mais rápido do que o piroxicam-beta-ciclodextrina, e ambos os medicamentos foram bem tolerados.[85]

13. Complicações, associadas à cirurgia dos terceiros molares

Os terceiros molares são órgãos vestigiais. [90] O tempo normal de erupção é considerado entre os 17 e os 24 anos de idade. [45, 90] A impacção dentária é uma condição patológica na qual o dente não pode e não será capaz de erupcionar para a posição funcional normal. [57] A frequência da impactação dos terceiros molares varia entre 16,7% e 96,5%. [36, 53] Diferentes teorias tentam explicar as razões da impacção dentária. [10] Alguns autores acreditam que o seu aparecimento é o resultado da mudança de hábitos alimentares e da redução do tamanho dos maxilares. Outros procuram uma explicação na qualidade do tecido ósseo. Os terceiros explicam-na pela genética. Conhecida é também a teoria que relaciona a impacção dentária com o endurecimento dos tecidos moles sobre o dente erupcionado, bem como a informação relativa à relação entre o equilíbrio hormonal e o tamanho dos maxilares.

A extração de dentes impactados é um procedimento relacionado com o risco de desenvolver uma série de complicações.

- **Fratura do dente extraído** - o aparecimento de fracturas indesejadas nas extracções de terceiros molares impactados, pode impedir significativamente a conclusão bem sucedida da cirurgia.

- **Danos no dente adjacente** - os danos podem representar a luxação de um dente adjacente, se este for utilizado como apoio quando se trabalha com uma alavanca. Neste caso, é essencial que a remoção de um dente impactado termine o mais rapidamente possível e de forma não traumática, e que depois se providencie a imobilização do segundo molar danificado e que se dêem instruções ao doente sobre a duração prevista da recuperação e a necessidade de manter uma certa higiene e dieta. O dano mais grave para o dente adjacente é a sua extração. A extração do dente é uma ação que não pode ser rectificada. Alguns autores tentaram reimplantar o dente extraído errado, mas a nossa experiência nesta área não é encorajadora. Quando é aplicada uma força excessiva durante a extração de terceiros molares impactados, é provável que ocorra uma fratura da coroa ou das raízes do segundo molar. Se a fratura afetar a porção coronal do dente, este deve ser restaurado terapeuticamente. Se a fratura envolver a polpa dentária, a recuperação deve ser precedida de tratamento endodôntico. Se ocorreu uma fratura da raiz do segundo molar, deve discutir-se a possibilidade de remover apenas a raiz fracturada e preservar o resto dos dentes com tratamento endodôntico prévio ou de proceder à remoção de todo o segundo molar.

-**Fratura** da mandíbula - a fratura do ângulo mandibular durante a extração de um terceiro molar inferior impactado está bem descrita na literatura. [142] É bem conhecido o facto de que, devido à remoção de uma quantidade significativa de osso durante a extração de um terceiro molar inferior impactado, pode ocorrer uma fratura patológica. O período suspeito é a primeira semana pós-operatória. [62] O tratamento da fratura mandibular iatrogénica foi o mesmo que o dos outros tipos de fracturas mandibulares. Durante o processo de remoção do terceiro molar superior impactado é possível ocorrer fratura do tubérculo com ou sem comunicação entre o seio maxilar e a cavidade oral. O comportamento desta complicação depende da relação entre o tubérculo fracturado e o periósteo do maxilar superior - se o tubérculo fracturado estiver ligado ao periósteo numa parte importante, é possível realizar a cicatrização do tecido ósseo e, depois de concluída a extração, a ferida cirúrgica foi coberta com um retalho mucoperiósteo e foram aplicadas suturas simples interrompidas. Recomenda-se a prescrição de medicação ao doente - antibióticos e analgésicos. Se o tubérculo fracturado estiver a fluir livremente e não estiver suficientemente ligado ao periósteo, deve proceder-se à sua remoção e a ferida cirúrgica é fechada com tecido da vizinhança após a extração de um dente impactado.

- **Rutura dos tecidos moles** - o manuseamento descuidado e rude pode levar à rutura da mucosa da boca, da língua, das bochechas e dos lábios. O comportamento neste caso deve centrar-se na hemorragia e no restabelecimento da integridade dos tecidos após a extração de um dente impactado.

- **Deslocação do dente a ser extraído em áreas adjacentes** - a aplicação de uma força descontrolada durante a extração pode levar à deslocação do dente impactado para espaços invulgares. Os terceiros molares inferiores impactados podem, na maioria das vezes, ser empurrados para o sulco sublingual e para o espaço parafaríngeo. Os terceiros molares superiores impactados podem ser deslocados para a fossa infratemporal, o espaço temporal e o seio maxilar. A remoção de dentes deslocados é um procedimento complicado, que frequentemente requer hospitalização e anestesia geral. A deslocação de um terceiro molar superior impactado para o seio maxilar está associada à perfuração da mucosa do seio e à ocorrência de comunicação entre a cavidade oral e o seio. O comportamento depende do facto de a remoção do dente do seio maxilar ser ou não possível num consultório dentário. Se for possível efetuar a extração, procede-se imediatamente a um fecho de plástico para perfurar o orifício. Se não for possível efetuar a extração, o doente deve ser imediatamente encaminhado para o hospital. Neste caso, recomenda-se a proteção antibiótica.

Lesão **do nervo alveolar durante a extração de terceiros molares inferiores impactados** - o quadro clínico do nervo lesado pode variar de parestesia a dormência completa (anestesia) ou dor (disestesia) na área da pele do queixo, do lábio inferior, da mucosa e da gengiva distal ao segundo pré-molar. [94] A lesão do nervo pode ocorrer tanto no intraoperatório como no pós-operatório. O mecanismo de lesão do nervo pode ser rutura mecânica, corte ou esmagamento - o trauma pode ser causado pela agulha anestésica, instrumentos rotatórios, lâmina do bisturi, dente, corpo estranho. A lesão do nervo alveolar pode ocorrer após compressão - hematoma ou aplicação de instrumentos de elevação dos tecidos moles. A lesão do nervo pode ocorrer como resultado de efeitos de temperatura, inflamação ou isquémia. Os anestésicos locais podem causar lesões químicas no nervo, se forem injectados por via intraneural. [59] O indicador mais sensível de lesão nervosa é uma sensação subjectiva do doente. Os métodos de investigação da sensibilidade podem variar desde o questionário do doente até ao equipamento sofisticado de alta tecnologia. [154] Os dados do nosso estudo mostram que a incidência de lesão do nervo alveolar relacionada com a remoção dos terceiros molares inferiores impactados foi de 3,2%. Uma porcentagem significativa (64,3%) desses casos foram

recuperaram completamente no prazo de 6 semanas com o tratamento conservador. De acordo com Alling et al. 96% das lesões do nervo alveolar foram recuperadas num prazo de 4 a 8 semanas. [8] Presume-se que a recuperação completa da função nervosa é impossível se a lesão nervosa persistir mais de 6 meses. [123] Se for diagnosticada uma lesão iatrogénica do nervo, o doente deve ser imediatamente encaminhado para um neurologista.

Na tentativa de evitar danos no nervo alveolar, foram introduzidas novas técnicas cirúrgicas no campo da cirurgia dos terceiros molares. Landi et al. utilizaram a remoção cirúrgica da porção mesial da coroa anatómica para criar um espaço adequado para a migração mesial do terceiro molar inferior e para uma extração segura. [77] A técnica de extração ortodôntica é outra alternativa à simples remoção cirúrgica do terceiro molar impactado. Após uma visualização clara, o ortodontista projecta e coloca uma barra especial no dente para controlar a direção das forças de tração. São necessários cerca de 6 a 12 meses para remover o dente do nervo alveolar. No caso de dentes inclinados medialmente e horizontais, é necessário um período de tempo mais longo. Os pacientes também necessitam de um acompanhamento frequente para unir, remodelar e reativar o cantilever a cada 4 a 6 semanas antes de o dente estar pronto para ser extraído. Existem dois métodos de técnica de extração ortodôntica - um utiliza suportes ortodônticos e ganchos nos molares superiores, o outro método inclui a colocação de mini-parafusos ósseos entre eles. [123] A coronectomia é um procedimento cirúrgico, proposto pela primeira vez em 1984 por Ecuyer e Debien, concebido para evitar o risco de lesão neurológica iatrogénica do nervo alveolar inferior (NIA) através da remoção apenas da coroa anatómica, deixando fragmentos de raiz. [93] Em 2012, a Associação Americana de Cirurgiões Orais e Maxilofaciais (AAOMS) aceitou a coronectomia como método de tratamento de terceiros molares inferiores na proximidade do nervo alveolar.[80]

Resumo

Na exposição da primeira parte do presente trabalho científico são aplicados: epidemiologia, incidência, caraterísticas do género, caraterísticas etárias, distribuição dos dentes impactados, distribuição dos dentes totalmente (parcialmente) impactados no maxilar superior e inferior de acordo com o tipo e os grupos etários

Na exposição da segunda parte são aplicados os trabalhos científicos actuais:

razões para a retenção de dentes, sintomas clínicos associados a dentes parcialmente erupcionados, posição dos dentes totalmente (parcialmente) impactados, técnicas radiográficas (a imagem radiográfica dos dentes impactados é mais eficaz quando realizada com métodos e técnicas que dependem da otimização de projecções e planos)

Na exposição da terceira parte são aplicados os trabalhos científicos actuais:

métodos de tratamento, gestão da dor, inchaço e trismo após a cirurgia dos terceiros molares com anti-inflamatórios não esteróides (AINEs). Na exposição dos métodos de tratamento não são afectadas as suas vantagens e desvantagens e os nossos resultados pós-operatórios em detalhe, porque precisamos de um grande número de casos clínicos sob observação contínua. Os dados da literatura e as nossas observações permitiram discutir as complicações após a cirurgia dos terceiros molares. Com este objetivo, a terceira parte é dedicada a elas.

O trabalho científico atual não pode ser considerado exaustivo. A ciência continua a desenvolver-se a um ritmo acelerado. O reconhecimento da sua atualidade será uma informação útil para o trabalho prático dos médicos dentistas, especialmente para os cirurgiões orais.

Referências:

1. **Adeyemo WL,** James O, Ogunlewe MO, et al. Indicação para extração de terceiros molares: uma revisão de 1763 casos. Niger Postgrad Med J 2008; 15(1): 42-6.

2. **Aga-zade AR,** Gasimova ZV. Abordagem complexa para guiar e alinhar o canino inferior impactado na arcada dentária. Investigação Dentária 2003; 2:24-25.

3. **Ahlqwist M,** Grondahl H-G. Prevalência de dentes impactados e patologia associada em mulheres suecas de meia-idade e idosas. Comunnity Dentistry and Oral Pathology 1991; 19(2): 116-119.

4. **Aitasalo K,** Lehtinen R, Oksala E. Um estudo ortopantomográfico da prevalência de dentes impactados. International Journal of Oral Surgery 1972; 1(3): 117-120.

5. **Aktan AM,** Kara I, Sener I, et al. Uma avaliação dos factores associados à persistência de dentes decíduos. Eur J Orthod 2011 [Epub ahead of print].

6. **Allen RT,** Witherow H, Collyer J, et al. O terceiro molar mesioangular - extrair ou não extrair? Análise de 776 terceiros molares consecutivos. British Dental Journal 2009; 207(5): 194.

7. **Al- Faleh W.** Dentes completamente impactados em maxilares dentados e edêntulos. Pakistan Oral & Dental Journal 2009; 29(2): 255-260.

8. **Alling CC** 3º. Disestesia dos nervos lingual e alveolar inferior após cirurgia de terceiros molares. J Oral Maxillofac Surg. 1986 Jun;44(6):454-7.

9. **Al-Khateeb TH,** Bataineh AB. Patologia associada a terceiros molares inferiores impactados num grupo de jordanos. J Oral Maxillofac Surg 2006; 64(11): 1598-602.

10. **Andreasen JO.** O pré-molar impactado. Em: Andreasen JO, Petersen JK, Laskin DM, editores. Textbook color atlas of tooth impactions; diagnosis, treatment and prevention. Copenhaga: Munskgaard; 1997.p. 177-95; 222-3.

11. **Antoniades K,** Tsodulos S, Karakasis D. Molares superiores decíduos totalmente submersos. Relato de casos. Australian Dental Journal 2009; 38(6): 436438.

12. **Aoki T,** Yamaguchi H, Naito H, et al. A medicação prévia com o inibidor da ciclo-oxigenase-2 meloxicam reduziu a dor pós-operatória em pacientes após cirurgia oral. Int J Oral Maxillofac Surg 2006; 35(7): 613-617.

13. **Arnautska H.** Caninos Mandibulares Decíduos Persistentes como Causa de Impactação de Caninos Mandibulares Permanentes. Revista Internacional de Ciência e Pesquisa (IJSR) 2015; 4(8): 1876-1879.

14. **Atanasov D.** Oral surgery. Livro de texto de "Medicina Dentária" para estudantes de medicina dentária, Plovdiv, 2011; 212, 266.

15. **Awang MN,** Boon LC, Nor GM. Suprofen: a sua utilidade no controlo da dor após a remoção cirúrgica de dentes do siso impactados. Indian Journal of Medical Sciences 1990; 44(8): 205-8.

16. **Babacan H,** Ay S, Kosger H. Primeiros molares permanentes impactados: dois relatos de caso. International Dental Journal 2006; 56: 49-54.

17. **Bakardjiev A.** Controlo da dor na prática dentária. Medicina Búlgara 2004;XП, 5: 25-9.

18. **Bakardjiev A,** Kirova D, Ilieva E. Flamexin® (Piroxicam-β-ciclodextrina): Na terapia da dor pós-textração - uma revisão da literatura e resultados da investigação. Sdk-nus, 2008; (7) 1: 39- 42.

19. **Baranwal HC.** Cisto dentígero associado a um mesiodens maxilar impactado. Relato de caso. Jornal Europeu de Medicina Dentária Geral e Familiar. 2012; 1(1): 5053.

20. **Bataineh AB,** Albashaireh ZS, HazaAM. A remoção cirúrgica dos terceiros molares inferiores: um estudo sobre a tomada de decisão. Quintessence Int 2002; 33(8): 613-7.

21. **Becktor KB,** Bangstrup MI, Roling S, et al. Retenção unilateral primária ou secundária de dentes permanentes e malformações dentárias. European Journal of Orthodontics 2002; 24: 205-214.

22. **Bochev V.** Sobre a erupção difícil do dente do siso inferior. Authoreferat da dissertação Sofia 1991 ano: 19, 26.

23. **Brogden RN,** Heel RC, Speight TM. Piroxicam: a reap paisal of its pharmacology and therapeutic efficacy. Drug 1984; 28(4): 292- 323.

24. **Bruno E,** Porcelini A, Farronato GP, et al. Il dolore post estratti vo, tratamento analgesico con piroxicam. Dental Cadmos 1987;14: 61-8.

25. **Bufalino L,** Oliani C, Gardini F, et al. Studio multicentrico sugli effete di pitoxicam- beta- ciclodestrina nel tratamento delgi stati dolorosa acuti a diversa etiologia. Basi Raz Ter 1990; 20: 227-39.

26. **Byahatti S,** Ingafou MSH. Prevalência do estado de erupção dos terceiros molares em estudantes líbios. Dent Res J. 2012 9(2): 152-157.

27. **Cakan U,** Erdem N, Mehmetoglu. Tratamento de um caso não-sindrómico de dentes supranumerários maxilares e mandibulares: Um relato clínico. O Jornal da Internet da Ciência Dentária. 2010; 10(1):

28. **Calvo AM,** Sakai VT, Giglio FPM, et al. Relação dose-resposta analgésica e anti-inflamatória de 7,5 e 15 mg de meloxicam após a remoção de terceiros molares inferiores: um estudo duplo-cego, randomizado e cruzado. Int.J. Oral Maxillofac. Surg 2007; 36: 26-31.

29. **Celicoglu M,** Miloglu O, Kazanci F. Frequência de Agenesia, Impactação, Angulação e Alterações Patológicas Relacionadas dos Dentes Terceiros Molares em Pacientes Ortodônticos. Jornal de Cirurgia Oral e Maxilofacial 2009; 7: 63.

30. **Chang SW,** Shin SY, Kum KY, et al. Estudo de correlação entre a cárie distal no segundo molar inferior e o estado de erupção do terceiro molar inferior na população coreana. Oral Surgery,Oral Medicine, Oral Pathology and Endodontology 2009; 108(6): 838-843.

31. **Chen Y, et al.** Imagens de tomografia computorizada tridimensional em espiral: Uma nova abordagem para o diagnóstico e planeamento do tratamento de dentes impactados. American Journal of Orthodontics and Dentofacial Orthopedics 2006;

130(1): 112-116.

32. Cdiiapparo-Aveeidano AV, Pérez-Garcìa S, Valmaseda-Castellon E, et al. Morbilidade da extração de terceiros molares em pacientes entre os 12 e os 18 anos de idade. Med. Oral Patol Oral Cir Bucal (Ed. Impr.) 2005; 10(5): 422-31.

33. **Artigos da China.** Investigação de dentes impactados e dentes supranumerários impactados de pacientes com má oclusão em Tianjin. Teses de Mestrado de Destaque da China Parte C Resumo 2010.

34. **Chu FCS,** Li TKL, Lui VKB, et al. Prevalência de dentes impactados e patologias associadas - um estudo radiográfico da população chinesa de Hong Kong Med J 2003; 9 (3): 158-63.

35. **Coleman M,** McCormick A, Laskin DM. A incidência de defeitos periodontais distais ao segundo molar superior após a extração de um terceiro molar impactado. J Oral Maxillofac Surg 2011; 69(2): 319-21.

36. **Dachi SE,** Howell FV. Um levantamento de 3.874 radiografias de boca inteira de rotina: Um estudo de dentes impactados. Cirurgia Oral, Medicina Oral, Patologia Oral 1961; 14(10): 1165-1169.

37. **Da Silva LF,** David L, Ribeiro D, et al. Odontomas: Um estudo clinicopatológico numa população portuguesa. Quintessence Int 2009; 40: 61-72.

38. **Degerliyuirt K,** Akar V, Denizci S, et al. Técnica de tampa óssea com piezocirurgia para preservar o nervo alveolar inferior. Oral Surgery, Oral Med, Oral Pathol, Oral Radiol Endod 2009;108(6): e1-e5.

39. **De Lima Stevao EL.** Piezocirurgia aplicada à cirurgia ortognáticaEstudo retrospetivo com descrição de nova técnica de piezo-osteotomia sagital mandibular. CE Ciência Odontológica 2015; 1(2):

40. **Di Dio M,** Gori G, Pierazzi G, et al. "The Piercing Technique": Um novo procedimento na cirurgia de terceiros molares inferiores impactados. Análise de 663 casos consecutivos. Maxilo Odontostomatologia. Jornal Internacional de Maxilo Odontostomatologia 2006; 5(3-4): 95-100.

41. **Dobbroczynska B,** Krefta A, Szyszkowska M. Annales Universitta is Maria e Curie - Sklodowska Lublin - Polonia 2006; 2 (180): 996-997.

42. **Dolci G,** Ripari M, Pacifici L, et al. Eficácia analgésica e tolerabilidade do piroxicam- β-ciclodextrina em comparação com piroxicam, paracetamol e placebo no tratamento da dor dentária pós-cirúrgica. Minerva Stomatol 1993; 42: 235- 41.

43. **Dolci G,** Ripari M, Pacifici L, et al. Avaliação do piroxicam, paracetamol e placebo na dor pós-operatória de cirurgia oral. Int J Clin Pharmacol Res 1994; 14(5-6): 185- 91.

44. **El-Khateeb SM,** Arnout EA, Hifnawy T. Avaliação radiográfica de dentes impactados e prevalência de patologia associada: Padrão de ocorrência em diferentes idades em homens sauditas no oeste da Arábia Saudita. Saudi Medical Journal 2015; 36(8): 973-979.

45. **Esposito M.** Dentes do siso impactados. BMJ Clin Evid 2006; 04: 1302 - 1304.

46. **Fardi A,** Kondylidou-Sidira A, Bachour Z, et al. Incidência de dentes impactados e supranumerários - um estudo radiográfico numa população do norte da Grécia. Med Oral Patol Oral Cir Bucal 2011; 16(1): e56-61.

47. **Gant, F.** Science and Practice of Surgery; Including Special Chapters by Different Authors,1878, Volume 2, Philadelphia, USA: Lindsay & Blakiston. p. 308.

48. **Giancotti A,** Grazzini F, De Dominicis F, et al. Avaliação multidisciplinar e gestão clínica do mesiodens. J Clin Pediatr Dent 2002; 26(3): 233-7.

49. **Gisakis IG,** Palamidakis FD, Farmakis ETR, et al. Prevalência de dentes impactados numa população grega. Journal of Investigative and Clinical Dentistry 2011; 2: 102-109.

50. **Gomaa N,** Shawaf MA. Incidência de impactação dos terceiros molares numa amostra de pacientes sauditas de Riyadh. Al- Azhar dental Journal 1992; 7(1): 9-24.

51. **Gopinath A,** Reddy NA, Rohra MG. Diagnóstico 3 Dimensional Desvendando o Prognóstico de Múltiplos Dentes Impactados - Um Relato de Caso. J Int Oral Health

2013; 5(4): 78-83.

52. **Grenda V,** Bovi M. Cirurgia Piezoeléctrica para Exposição de Caninos com Impacto Palatino. J Clin Orthod 2004; 38(8): 446-448.

53. **Grover PS,** Lorton L. A incidência de dentes permanentes não irrompidos e casos clínicos relacionados. Oral Surg Oral Med Oral Pathol 1985; 59: pp 420-425.

54. **Gupta S,** Marwah N. Dentes supranumerários impactados - Intervenção precoce ou tardia: Dilema na tomada de decisão? Int J Clin Pediatr Dent. 2012; 5(3): 226-230.

55. **Haraoui B.** Musculosceletal and Acute Rheumatic Pain: Clinical Evidence with Piroxicam-[beta]-Cyclodextrin. Clinical Drug Investigation: 2000;19: pp33-36.

56. **Harder S,** Wolfart S, Mehl C, et al. Desempenho dos dispositivos ultra-sónicos para cirurgia óssea e desenvolvimento da temperatura intra-óssea associada. The International Journal of Oral & Maxillofacial Implants 2009; 24(3): 485-489.

57. **Hashemipour MA,** Tahmasbi-Arashlow M, Fahimi-Hanzaei F. Incidência de terceiros molares inferiores e superiores impactados: um estudo radiográfico numa população do sudeste do Irão. Med Oral Patol Oral Cir Bucal. 2013 1;18 (1): e140- 5.

58. **Hassan AH.** Padrão de impactação dos terceiros molares numa população saudita. Medicina Dentária Clínica, Cosmética e de Investigação 2010; 2:109-113.

59. **Hillerup S,** Jensen R. Lesão nervosa causada por analgesia de bloqueio mandibular. Int J Oral Maxillofac Surg 2006; 35(5): 437-43.

60. **Hisatomi M,** Asaumi J-I, Konouchi H, et al. Um caso de odontoma complexo associado a um segundo molar decíduo inferior impactado e análise dos 107 odontomas. Oral Diseases 2002; 8(2): 100-105.

61. **Hou R,** Kong L, Ao J, et al. Investigação de dentes permanentes impactados, exceto o terceiro molar, em pacientes chineses através de um estudo de raios X. J. Oral Maxillofac Surg 2010; 68(4): 762-7.

62. **Iizuka T,** Tanner S, Berthold H. Fracturas mandibulares após extração de terceiros molares. Um estudo clínico e radiológico retrospetivo. Int J Oral Maxillofac

Surg. 1997; 26(5): 338 - 43.

63. **Indira AP. et al.** Correlação da Pericoronite e o Estado de Erupção do Terceiro Molar Mandibular: Um Estudo Clinicoradiográfico. JAOMR 2013; 25(2): 112-115.

64. **Kabwe JK.** A distribuição de doenças e distúrbios dentários observados numa clínica dentária urbana na Zâmbia. Odonto-Stomatologie Tropicale 1996; 19(74): 27-29.

65. **Kapur A,** Goyal A, Jaffri S. Tratamento de incisivos primários impactados invertidos: Um caso invulgar. Jornal da Sociedade Indiana de Pedodontia e Odontologia Preventiva 2008; 26(1): 26-28.

66. **Kay LW.** Investigações sobre a natureza da pericoronite. Br J Oral Surg 1966;3:188-205.

67. Kazemian M., et al. Frequência de dentes impactados em pacientes encaminhados para um centro de radiologia e para o departamento de radiologia da Faculdade de Medicina Dentária de Mashhad. Bangladesh Journal of Medical Science 2015; 14(2): 165-168.

68. **Khambete N. et al.** Cisto dentígero associado a um mesiodens impactado: relato de 2 casos. Imaging Sci Dent. 2012 ; 42(4): 255-260.

69. **Khan A,** Khitab U, Khan MT. Terceiros molares inferiores impactados: padrão de apresentação e complicações pós-operatórias. Pakistan Oral & Dental Journal 2010; 30(2): 307.

70. **Knutsson K., et al.** Pathoses associadas a terceiros molares inferiores sujeitos a remoção. Oral Surg, Oral Med, Oral Pathol, Oral Radiol and Endod. 1996; 82(1): 10-17.

71. **Kokten G,** Balcioglu H, Buyukertan M. Quarto e quinto molares supranumerários: Relato de dois casos. J Contemp Dent Practice 2003; 4(4): 067-076.

72. **Kramer RM,** Williams AC. A incidência de dentes impactados: Um inquérito no Harlem Hospital. Oral Surgery, Oral Medicine, Oral Pathology 1970; 29(2): 237-241.

73. **Krichen G. et al.** Odontoma associado a dentes supranumerários e impactados. Relato de caso. Revista internacional de odontologia da pesquisa do estudante. 2013; 1(4): 47-52.

74. **Krishnan B,** El Sheikh MH, Rafa EG, et al. Indicação para a remoção de terceiros molares inferiores impactados: uma experiência institucional única na Líbia. Jornal de Cirurgia Maxilofacial e Oral 2009; 8(3): 246-248.

75. **Kruger E,** Thomson WM, Konthasinghe P. Third molar outcomes from age 18 to 26: findings from a population- based New Zealand longitudinal study. Oral Surg, Oral Med, Oral Pathol, Oral Radiol, Endod 2001; 92(2): 150-5.

76. **Labanca M,** Azzola F, Vinci R, et al. Cirurgia piezoeléctrica: Vinte anos de utilização. British Journal of Oral and Maxillofacial Surgery 2008; 46(4): 265-269.

77. **Landi L,** Manicone PF, Piccinelli S, Raia A, Raia R. Uma nova abordagem cirúrgica aos terceiros molares inferiores impactados para reduzir o risco de parestesia: uma série de casos. J Oral Maxillofac Surg. 2010 maio; 68(5):969-74.

78. **Lee CR,** Balfour JA. Piroxicam-β-Cyclodextrin. A Review of its Pharmacodynamic and Pharmacokinetic Properties, and Therapeutic Potential in Rheumatic Diseases and Pain States (Revisão das suas propriedades farmacodinâmicas e farmacocinéticas e potencial terapêutico em doenças reumáticas e estados de dor). Drugs 1994; 48(6): 907-929.

79. **Leone SA,** Edenfield MJ, Cohen ME. Correlação entre a pericoronite aguda e a posição do terceiro molar inferior. Oral Surg Oral Med Oral Pathol 1986;62:245-50.

80. **Lieblich SE,** Kleiman MA, J.Zak MJ. Parâmetros de cuidados: prática clínica. Diretrizes para a cirurgia oral e maxilofacial. Cirurgia Dentoalveolar. (AAOMS ParCare), J Oral Maxillofac Surg 2012; 70(3): e64.

81. **Li G., et al.** Dose de radiação e proteção do paciente na tomografia computorizada de feixe cónico. Imaging Sci Dent. 2013; 43(2): 63-69.

82. **Ma'aita JK.** Terceiros molares impactados e patologia associada em pacientes jordanos. The Saudi Dental Journal 2000;12(1):16-19.

83. **Maity S. et al.** Múltiplos dentes supranumerários impactados permanentes num paciente não sindrómico - Um relato de caso com uma revisão da literatura. Revista Internacional de Ciência e Tecnologia Dentária Avançada 2015; 2(1): 47-52.

84. **Mantegazza P.** "Concerning the Atrophy and Absence of Wisdom Teeth" (Sobre a atrofia e ausência de dentes do siso). Em Stevenson, RK. Reunião da Sociedade de Antropologia de Paris de 20 de junho de 1878. Paris, França: Sociedade de Antropologia de Paris. Recuperado em 4 de fevereiro de 2014.

85. **Marcucci M,** Panelli G, Cambini S. Experiência clínica no tratamento da dor dentária. The Clinical Journal of Pain 1991; 7(1): S72-6.

86. **Martens M.** Oral beta-cyclodextrin-piroxicam versus piroxicam intramuscular para dor pós-operatória após cirurgia ortopédica. Investigação Terapêutica Atual. Publicações periódicas. Elseviers 1994; 55(4): 396-400.

87. **McCormack K,** Brune K. Dissociation between the anti nociceptive and antiinflamatory effects of nonsteroidal anti-inflamatory drugs: a survey of their analgesic efficacy. Drugs 1991; 41: 533-47.

88. Mehdizadeh M, Haghanifar S, Seyedmajidi M, Bijani A e Soufizadeh R. Avaliação radiográfica de terceiros molares impactados e suas complicações em um grupo da população iraniana. Revista de Investigação e Prática em Medicina Dentária. Vol. 2014 (2014), Artigo ID 486120, 11 páginas.

89. **Mercier P,** Precious D. Riscos e benefícios da remoção de terceiros molares impactados. J Oral Maxillofac Surg 1992; 21:17-27.

90. **Mettes TG,** Nienhuijs M, van der Sanden et al. Intervenções para o tratamento de dentes do siso impactados assintomáticos em adultos. The Cohrane Collaboration 2005.

91. **Mishra R,** Tripathi AM, Rathore M. Cisto dentígero associado a segundo pré-molar inferior impactado horizontalmente. Int J Clin Pediatr Dent. 2014 Jan-Abr; 7(1): 54-57.

92. **Mitchell E,** Barclay J (1819). A Series of Engravings: Representing the Bones of

the Human Skeleton; with the Skeletons of Some of the Lower Animals. High Street, Londres, Reino Unido: Oliver & Boyd.

93. **Mónaco G,** de Santis G, Gatto MRA, Corinaldesi G, Marchetti C. Coronectomia: A Surgical Option for Impacted Third Molars in Close Proximity to the Inferior Alveolar Nerve (Uma Opção Cirúrgica para Terceiros Molares Impactados na Proximidade do Nervo Alveolar Inferior). Jornal da Associação Dentária Americana. 2012 Abr; 143(4): 363-369.

94. **Mraiwa N,** Jacobs R, Moerman P, Lambrichts I, van Steenberghe D, Quirynen M. Presença e curso do canal incisivo na região interforaminal mandibular humana: imagens bidimensionais versus observações anatómicas. Surg Radiol Anat 2003; 25(5-6): 416-23.

95. **Msagati F,** Simon ENM, Owibingire S. Padrão de ocorrência e tratamento de dentes impactados no Hospital Nacional Muhimbili, Dar es Salaam, Tanzânia. BMC Saúde Oral 2013.

96. **Nitzan D,** Keren T, Marmary Y. Um dente impactado causa reabsorção da raiz do dente adjacente? Oral Surg Oral Med Oral Pathol 1981; 51(3): 221-4.

97. **Obiechina AE,** Arotiba JT, Fasola AO. Impactação de terceiros molares: Avaliação dos sintomas e do padrão de impactação dos dentes terceiros molares inferiores em nigerianos. Odonto-Stomatologie Tropicale 2001; 24 (93): 22-5.

98. **Oderinu ON. et al.** Cárie cervical distal em segundos molares associada a terceiros molares inferiores impactados: um estudo de caso-controlo. Oral Surg, Oral Med, Oral Pathol, Oral Radiol 2012; [Epub ahead of print].

99. **Othman R.**@Jaffar, Tin-Oo MM. Terceiros molares inferiores impactados em pacientes atendidos no Hospital University Sains Malaysia. Arquivos de Ciências Orofaciais 2009; 4(1): 7-12.

100. **Ouellette PL.** http://www.deardoctor.com/inside-the-magazine/issue- 14/CAT-scans-in-dentistry/

101. **Pacifici A. et al.** Tratamento cirúrgico de odontoma composto associado a dente

não irrompido. Relato de casos em odontologia. 2015; 6 páginas.

102. **Papadopoulos MA,** Ioanidou I, Marathiotou, et al. Dentes impactados numa população grega com má oclusão. Hel. Orthod. Rev. 2001; 4: 103-117.

103. **Patil S.** Prevalência e tipo de condições patológicas associadas a terceiros molares não irrompidos e retidos na população da Índia Ocidental. Journal of Cranio-Maxillary Diseases 2013; 2(1): 10-15.

104. **Pavlikova G,** Foltan R, Horka M, et al. Piezocirurgia em cirurgia oral e maxilofacial. Int J Oral Maxillofac Surg 2011;40: 451e7.

105. **Pijak MR,** Turcani P, Turcaniova Z, et al. Eficácia e tolerabilidade do piroxicam-beta-ciclodextrina no tratamento ambulatório da dor lombar crónica. Btisl Lek Listy 2002; 103(12): 467-72.

106. **Polat HB., et al.** Prevalência das patologias mais comuns associadas aos terceiros molares inferiores impactados com base em radiografias panorâmicas na população turca. Oral and maxillofacial radiology. 2008; 105(6): e41-e47.

107. **Polihronov P.** Propedêutica de estomatologia cirúrgica e cirurgia maxilofacial Sofia 1999; (1): 100.

108. **Presser Lima PV,** Fontannela V. Eficácia analgésica do aceclofenaco após extração cirúrgica de terceiros molares inferiores impactados. International Journal of Oral and Maxillofacial Surgery 2006; 35(6): 518-521.

109. Pursafar F., et al. Prevalência de dentes impactados e os seus sinais radiográficos em radiografias panorâmicas de pacientes encaminhados para a Faculdade de Medicina Dentária de Hamadan em 2009. DJH 2011; 3(1): 21.

110. **Qirreish EEYJ.** Perfil radiográfico dos terceiros molares inferiores impactados sintomáticos em Western Cape, África do Sul. Tese de Mestrado 2005: 49.

111. **Quek SL,** Tay CK, Tay KH, et al. Padrão de impactação dos terceiros molares numa população chinesa de Singapura: um estudo radiográfico retrospetivo. Jornal Internacional de Cirurgia Oral e Maxilofacial 2003; 32(5): 548-552.

112. **Raghoebar GM,** Boering G, Jansen HW, Vissink A. Retenção secundária de molares permanentes: um estudo histológico. J Oral Pathol Med. 1989; 18(8): 42731.

113. **Raghoebar GM,** Boering G, Vissink A, Stegenga B. Distúrbios de erupção dos molares permanentes: uma revisão. Journal of Oral Pathology&Medicine.1991, 20(4): 159-66.

114. **Rainsford KD.** NSAID gasrtropathy: novel physicochemical approaches for reducing gasric mucosal injury by drug com plexation with cyclodextrins. Drug Invest 1990, 2, Suppl. 4: 3-10.

115. **Richardson G,** Russell KA. Uma Revisão das Cúspides Maxilares Permanentes Impactadas - Diagnóstico e Prevenção. J Can Dent Assoc 2000; 66:497-501.

116. **Sabra SM,** Saliman MM. A Prevalência de Sabedoria Mandibular Impactada com Sinais Físicos Associados e Infecções Microbianas entre as Meninas Graduadas na Universidade de Taif, KSA. World Applied Sciences Journal 2013; 21 (1): 21-29.

117. **Sachdeva SK., et al.** Terceiro molar maxilar e mandibular invertido e impactado: Relatos de casos incomuns com revisão da literatura. Relato de caso. SJMMS 2016; 4(1): 32-34.

118. **Saglam AA,** Tuzum MS. Investigação clínica e radiológica da incidência, complicações e tempos de remoção adequados para dentes totalmente impactados na população turca. Quintessence International 2003, 34(1): 53-59.

119. **Santucci L,** Fiorucci S, Chiucchi S, et al. Comparação controlada por placebo de piroxicam-β-ciclodextrina, piroxicam e indometacina na diferença de potencial gástrico e lesão da mucosa em humanos. Digestive diseases and sciences 1992; 37(12): 1825-1832.

120. **Sarachev E,** Usunov N. Anatomia clínica e topográfica do

área maxilofacial Plovdiv; 2001: 98.

121. **Saravana GHL,** Subhashraj K. Alterações císticas no folículo dentário associadas a um terceiro molar impactado radiograficamente normal. British Journal

of Oral and Maxillofacial Surgery 2008; 46(7): 552-553.

122. **Saravi ME., et al.** Prevalência de reabsorção radicular do segundo molar ajustando o terceiro molar impactado em radiografias periapicais e panorâmicas. Journal of Dental Medicine 2013; 26(4): 288-294.

123. **Sarikov R,** Juodzbalys G. Inferior Alveolar Nerve Injury after Mandibular Third Molar Extraction: a Literature Review (Lesão do nervo alveolar inferior após a extração do terceiro molar inferior: uma revisão da literatura). Journal of Oral & Maxillofacial Research. 2014;5(4):e1. doi:10.5037/jomr.2014.5401.

124. **Sawicka M,** Pilszak B-R, Mazurkiewic AR. Verticalização de segundos molares permanentes parcialmente impactados. Um Jornal Internacional de Ortodontia e Ortopedia Dentofacial 2006; 77(1): 148-154.

125. **Shafer,** Hine, Levy. Shafer's textbook of Oral Pathology (Manual de Patologia Oral de Shafer). 6ª edição, Saunders co, Filadélfia, 2009, pp66-69.

126. **Sheikh MA,** Riaz M, Shafiq S. Incidência de cárie distal em segundos molares inferiores devido a terceiros molares impactados - um estudo clínico e radiográfico. Pakistan Oral & Dental Journal 2012; 32(3): 364-370.

127. **Sivolella S,** Berengo M, Bressan E, et al. Osteotomia para Germectomia do Terceiro Molar Inferior: Estudo clínico prospetivo cruzado e aleatório que compara a piezocirurgia e a osteotomia rotativa convencional. Journal of Oral and Maxillofacial Surgery 2011; 69(6): e15- e23.

128. **Sivolella S,** Berengo M, Scarin M, et al. Osso autógeno particulado recolhido com um dispositivo cirúrgico piezo-elétrico e uma armadilha de osso: um estudo microbiológico e histomorfométrico. Arquivos de Biologia Oral. Uma revista multidisciplinar de ciências orais e craniofaciais 2006; 51(10): 883-891.

129. **Sortino F,** Pedulla E, Masoli V. A técnica de osteotomia piezoeléctrica e rotatória na cirurgia de terceiros molares impactados: comparação da recuperação pós-operatória. J Oral Maxillofac Surg 2008;66(12): 2444-87.

130. **Stanley HR., et al.** Sequelas patológicas de terceiros molares impactados

"negligenciados". Journal of Oral Pathology & Medicine 1988; 17(3): 113-117.

131. **Su YC.** Desenvolvimento e aplicação clínica da osteotomia ultra-sónica em medicina dentária. Revista de estomatologia de Xangai 2007; 16(1): 1-7.

132. **Szejtli I.** Cyclodextrins: properties and applications. Drug Invest 1990; 2 Suppl, 4: 11-21.

133. **Taguchi Y,** Kurol J, Kobayashi H, et al. Distúrbios de erupção dos caninos permanentes inferiores em crianças japonesas. Revista Internacional de Odontopediatria 2008; 11(2): 98-102.

134. **Thai P.** Tratamento de dentes impactados. JOMS 2006; (63): 1.

135. **Tomes J,** Tomes CS. (1873). Um sistema de cirurgia dentária. Londres, Reino Unido: J&A Churchill.

136. **Troeltzsch M., et al.** Impactação dentária associada a odontoma: diagnóstico preciso com métodos simples? Relato de caso e revisão da literatura. J Oral Maxillofac Surg. 2012 ;70(10): 516-20.

137. **Trucco M,** Antonaci F, Sandrini G. Hemicrania Contínua: Um caso que responde ao piroxicam-beta-ciclodextrina. Headache: The Journal of Head and Face Pain 1992;32(1): 39-40.

138. **Ugrinov R.** Cirurgia maxilo-facial e oral. Propedêutica e Clínica. Sofia 2006: 133-134.

139. **Velcheva L.** Indicações para a extração dos dentes do siso. Odontologia contemporânea. XXXIII. 2002; (3): 40.

140. **Vercellotti T,** Nevins ML, Kim DM, et al. Resposta óssea após terapia de ressecção com piezocirurgia. Int J Periodontics Restorative Dent. 2005; 25:543-549.

141. **Von Wovern NV,** Nielsen HO. O destino dos terceiros molares inferiores impactados

após os 20 anos de idade. Int J Oral Maxillofac Surg 1989; 18(5): 277-280.

142. **Wagner KW,** Otten JE, Schoen R et al. Fracturas patológicas da mandíbula após

a remoção de terceiros molares. Int J Oral Maxillofac Surg. 2005; 34(7): 722 - 726.

143. **Walker L,** Enciso R, Mah J. Localização tridimensional dos caninos superiores com tomografia computorizada de feixe cónico. American Journal of Orthodontics and Dentofacial Orthopedics 2005; 128(4): 418-423.

144. **Wallace JR.** Pericoronite e odontologia militar. Oral Surg Oral Med Oral Pathol 1966;22:545-7.

145. **Wang D,** Miller R, Zheng J, et al. Análise farmacocinética e farmacodinâmica comparativa da população para piroxicam-beta-ciclodextrina e piroxicam. J Clin Pharmacol 2000; 40(11): 1257- 66.

146. **Weil K,** Hooper L, Afzal Z, et al. Paracetamol para alívio da dor após a remoção cirúrgica dos dentes do siso inferiores. Cochrane Database of Systematic Reviews 2007; 3.

147. **Yamagata K,** Onizawa K, Yanagawa T, et al. Estudo prospetivo que estabelece um plano de gestão para terceiros molares impactados em pacientes submetidos a transplante de células estaminais hematopoiéticas, www. tulips tsakuba.ac. jp/dspace/bitstream: página 5. Oral Surg Oral Med Oral Pathol Oral Radiol Endod 2011; 111(2): 146-52.

148. **Yamalik K,** Bozkaya S. A previsibilidade da posição do terceiro molar inferior como um indicador de risco para a pericoronite. Clinical Oral Investigations 2008; 12(1): 9-14.

149. **Yaman Z,** Suer BT. Cirurgia piezoeléctrica em cirurgia oral e maxilofacial. Anais de Cirurgia Oral e Maxilofacial 2013; 1(1): 5.

150. **Yamaoka M,** Furusawa K, Ikeda M, et al. Reabsorção radicular dos dentes segundos molares inferiores associada à presença dos terceiros molares. Australian Dental Journal 1999; 44(2): 112-116.

151. **Yavuz MS,** Aras MH, Buyukkurt MS, et al. Caninos Mandibulares Impactados. The Journal of Contemporary dental practice 2007; 8(7): 1.

152. **Yildirim G,** Ataogiu H, Bulut T, et al. Será que é diferente na população turca? Avaliação de terceiros molares impactados. SÜ Dişhek Fak Derg 2009; 18: 55-62.

153. **Yilmaz S., et al.** Avaliação do padrão de impactação do terceiro molar e sintomas clínicos associados numa população turca da Anatólia Central. Med Princ Pract 2015; 1-7.

154. **Ylikontiola L,** Vesala J, Oikarinen K. Repetibilidade de 5 testes clínicos neurosensoriais utilizados em cirurgia ortognática. Int J Adult Orthodon Orthognath Surg. 2001;16(1): 36-46.

155. **Zausaev VI, et al.** Distúrbios da erupção dentária (erupção dentária difícil). Estomatologia Cirúrgica 1981; VI: 133.

156. http://dentistryandmedicine.blogspot.bg/2011/09/impacted-mandibular-3°-molar.html

157. http://www.radiologyinfo.org/en/info.cfm?pg=dentalconect

158. https://www.muhadharaty.com/lecture/3236/Impaction/Dr-Fidaa?do

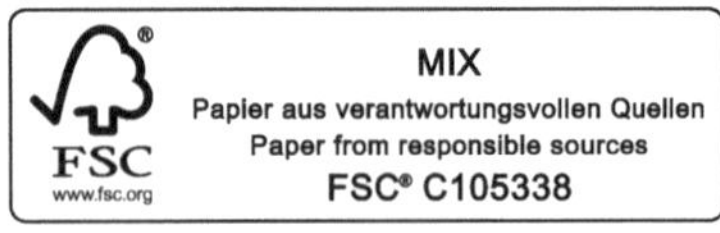

Printed by Books on Demand GmbH, Norderstedt / Germany